W0005504

DISCARD - WEEDED

Árboles,
Energías Sanadoras

Si este libro le ha interesado y desea que lo mantengamos
informado de nuestras publicaciones, puede escribirnos a
comunicacion@editorialsirio.com,
o bien suscribirse a nuestro boletín de novedades en:
www.editorialsirio.com

Diseño de portada: Editorial Sirio, S.A.

© de la presente edición
EDITORIAL SIRIO, S.A.

EDITORIAL SIRIO, S.A.	NIRVANA LIBROS S.A. DE C.V.	DISTRIBUCIONES DEL FUTURO
C/ Rosa de los Vientos, 64	Camino a Minas, 501	Paseo Colón 221, piso 6
Pol. Ind. El Viso	Bodega nº 8,	C1063ACC
29006-Málaga	Col. Lomas de Becerra	Buenos Aires
España	Del.: Alvaro Obregón	(Argentina)
	México D.F., 01280	

www.editorialsirio.com
sirio@editorialsirio.com

I.S.B.N.: 978-84-16579-96-9
Depósito Legal: MA-54-2017

Impreso en Imagraf Impresores, S. A.
c/ Nabucco, 14 D - Pol. Alameda
29006 - Málaga

Impreso en España

Puedes seguirnos en Facebook, Twitter, YouTube e Instagram.

Cualquier forma de reproducción, distribución, comunicación pública o transformación de esta obra solo puede ser realizada con la autorización de sus titulares, salvo excepción prevista por la ley. Diríjase a CEDRO (Centro Español de Derechos Reprográficos, www.cedro.org) si necesita fotocopiar o escanear algún fragmento de esta obra.

Camila Rowlands

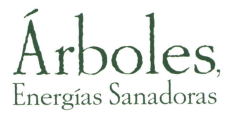
Árboles,
Energías Sanadoras

**Madison County
Library System
Madison Public Library**

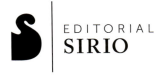

En sus copas susurran el mundo, sus raíces descansan en lo infinito, pero no se pierden en él, sino que persiguen con toda la fuerza de su existencia una sola cosa: cumplir su propia ley, que reside en ellos, desarrollar su propia forma, representarse a sí mismos. Nada hay más ejemplar y más santo que un árbol hermoso y fuerte. Cuando se ha talado un árbol y este muestra al mundo su herida mortal, en la clara circunferencia de su cepa y monumento puede leerse toda su historia: en los cercos y deformaciones están descritos con facilidad todo su sufrimiento, toda la lucha, todas las enfermedades, toda la dicha y prosperidad, los años frondosos, los ataques superados y las tormentas sobrevividas. Y cualquier campesino joven sabe que la madera más dura y noble tiene los cercos más estrechos, que en lo alto de las montañas y en peligro constante crecen los troncos más fuertes, ejemplares e indestructibles.

Los árboles son santuarios. Quien sabe hablar por ellos, quien sabe escucharlos aprende la verdad. No predican doctrinas y recetas; predican, indiferentes al detalle, la ley primitiva de la vida.

Un árbol dice: en mi vida se oculta un núcleo, una chispa, un pensamiento, soy vida de la vida eterna. Es única la tentativa y la creación que ha osado en mí la Madre Tierra. Mi misión es dar forma y a lo eterno y presentarlo en mis marcas singulares.

Un árbol dice: mi fuerza es la confianza. No sé nada de mis padres, no sé nada de miles de retoños que todos los años provienen de mí. Vivo hasta el fin del secreto de mi semilla, no tengo otra preocupación. Los árboles tienen pensamientos dilatados, prolijos y serenos, así como una vida más larga que la nuestra. Son más sabios que nosotros, mientras no los escuchamos. Pero cuando aprendemos a escuchar a los árboles, la brevedad, rapidez y apresuramiento infantil de nuestros pensamientos adquieren una alegría sin precedentes. Quien ha aprendido a escuchar a los árboles ya no desea ser un árbol. No desea ser más que lo que es.

HERMAN HESSE, *El caminante*

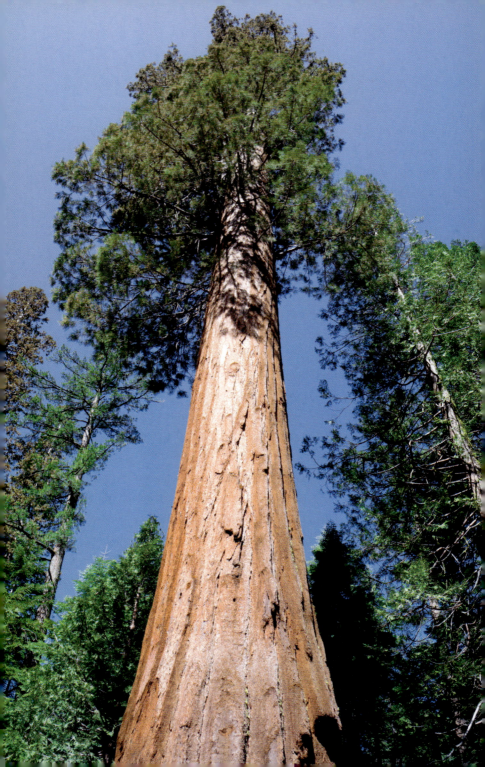

Introducción

De niña me fascinaban los árboles humanoides con rostros cargados de expresividad que descubría en las páginas de algunos cuentos clásicos. Mi madre conservaba desde su infancia un libro de cuentos de hadas con ilustraciones del genial Arthur Rackham y pasábamos horas contemplando esos seres entre árbol y hombre que poblaban bellísimos bosques umbríos y que protagonizaban largos diálogos. Tuve la suerte de crecer en el campo y bastaban unos metros para que mi porche se transformara en bosque. Paseaba a menudo con mis perros, y mi viva imaginación me hacía ver —sin lugar a dudas— rostros ancianos en los troncos nervudos de los árboles que flanqueaban nuestro paseo. Nunca sentí miedo. En realidad ese era mi hábitat favorito; rodeada de árboles, arbustos y flores me sentía más en casa que en mi propio hogar. Sin duda mi vocación, sin yo saberlo, ya me definía. Por eso mi llegada a la naturopatía y las terapias vibratorias fue natural y progresiva. Y a partir de ahí mi encuentro —o mejor

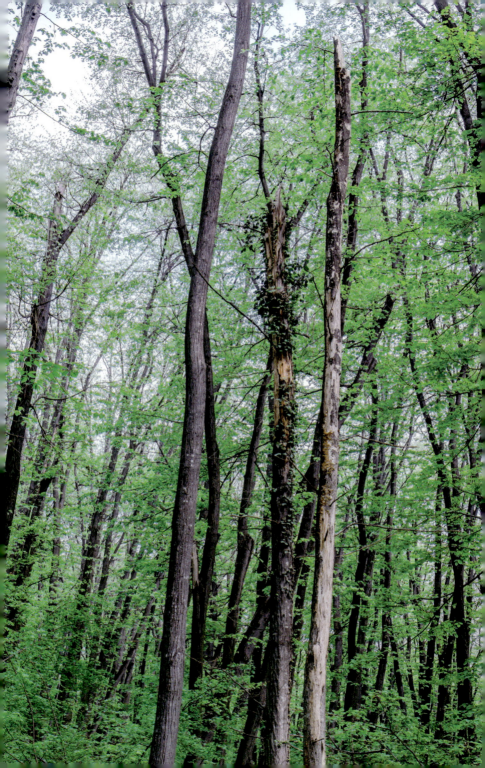

INTRODUCCIÓN

dicho, reencuentro– con los árboles, y sus asombrosos campos energéticos, era algo inevitable.

Aquellos seres misteriosos y carismáticos que formaban parte de mi universo infantil eran en realidad una abstracción de algo tangible y demostrable. Incluso la orgullosa ciencia ha empezado a interesarse por ellos y a dedicar horas y presupuesto a realizar estudios sobre el terreno. Yo por mi parte he tratado de ser rigurosa y este libro es el producto de varios años de investigación. Investigación teórica y práctica, en la que he analizado y cruzado cada variable y he tenido en consideración apasionada cada detalle.

Sé en primera persona lo que es llegar absolutamente derrotada a los pies de un haya para alejarme luego en calma absoluta y con ideas claras en cuanto a la resolución de lo que hasta ese momento me parecía irresoluble. He vivido experiencias difíciles de poner en palabras al meditar a la sombra de una hermosa higuera que me había recibido –sí, has leído bien: recibido– con una energía tan abrumadoramente amorosa que me llevó a las lágrimas.

Al tiempo que iba anotando en mi cuaderno de campo cada hallazgo debía ir asimilándolo, porque, en muchos casos, la experiencia era tan sorprendente que me resultaba difícil no censurarme a la hora de exponerla. En realidad este libro es una mera exposición de mi propia experiencia. No es un tratado teórico, ni un manual de instrucciones inflexibles; es una invitación para que te internes en tu propio bosque (ya sea este la Selva Negra o el pequeño parque al final de tu calle, eso carece de importancia) e inicies tu investigación personal.

En las páginas que siguen te ofrezco pautas y herramientas que pueden serte útiles para ese cometido, además de datos que puedes manejar como valor comparativo o como guía. Mi único objetivo es señalarte una puerta; una vez que la cruces tu experiencia será única e intransferible, aunque puedo asegurarte que nos encontraremos a menudo. Las pasiones, para que sean tales, es preciso compartirlas, y me hace inmensamente feliz contagiar mi devoción hacia los árboles —hacia su mitología, su simbolismo, su valor arquetípico, su misterio ancestral y, por último, su poder sanador—. Sé que un libro sin mayor pretensión que acompañar puede ser una buena vía de contagio.

Aquí te dejo mi testimonio amistoso en forma de libro. Disfrútalo pero no le otorgues una gravedad y una autoridad que no persigue. Los árboles te enseñarán mucho mejor que yo; porque tal y como escribió el escritor y filósofo Miguel de Unamuno:

> Hubo árboles antes de que hubiera libros, y acaso cuando acaben los libros continúen los árboles. Y tal vez llegue la humanidad a un grado de cultura tal que no necesite ya de libros, pero siempre necesitará de árboles, y entonces abonará los árboles con libros.

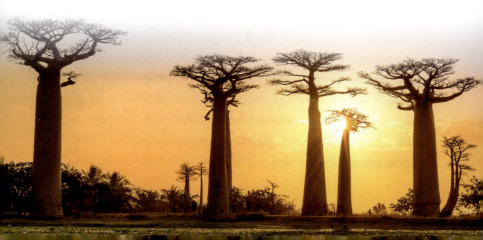

I
El ser humano y la naturaleza

El bosque es la naturaleza no domesticada, y en él, el árbol es el caballero majestuoso y rebelde que solo responde ante sí mismo. Hay algo innato y ancestral que nos conecta con lo arbóreo y que permanece inalterable, a pesar de los cambios y de las diferentes maneras de relacionarnos con la naturaleza, que a lo largo de la historia se han debatido y alternado entre dos actitudes opuestas: la materialista y la espiritual. O lo que es lo mismo, entre la ambición por dominarla y la tendencia a venerarla como expresión del poder de los dioses.

NATURALEZA E HISTORIA

En los tiempos primitivos, los primeros pueblos erigieron su cultura y sus estructuras sociales extrayendo del universo que los rodeaba el sustento y las medicinas que necesitaba su cuerpo, así como las creencias y los conceptos trascendentales que necesitaba su alma. Las primeras prácticas curativas y las primeras prácticas religiosas o mágicas estaban en estrecha

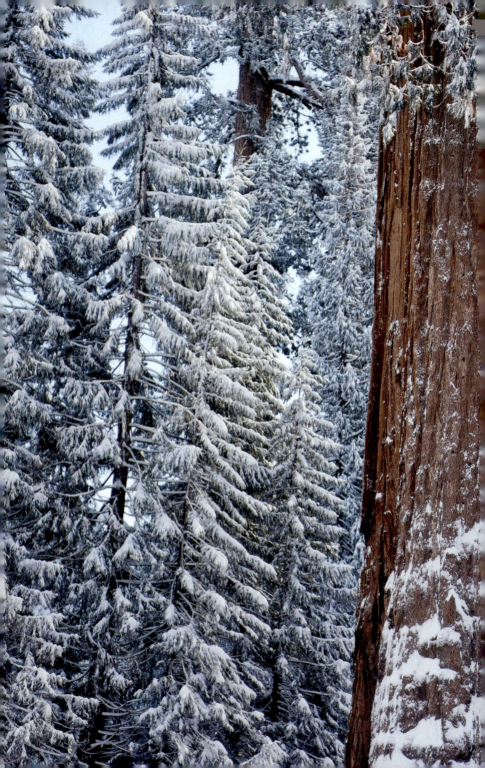

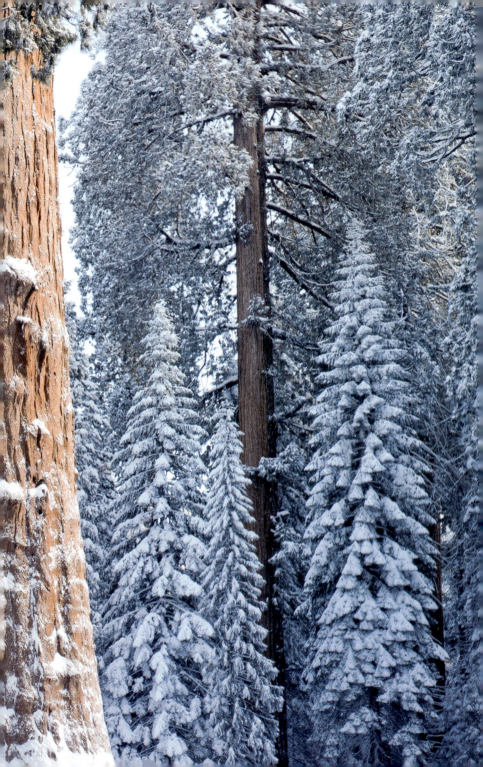

comunión con la naturaleza. Los dioses y diosas de las antiguas cosmologías y mitologías son inimaginables sin el factor naturaleza en sus historias. En sus personalidades se funden el mundo humano, el mundo divino y el mundo salvaje. Deidades que en cierto modo responden a la necesidad de encontrar un orden y una estructura en la naturaleza.

Los filósofos griegos trascendieron el concepto mágico y comenzaron a observar directamente y sin filtros el mundo natural y a hacerse preguntas. Los primeros filósofos que se interesaron profundamente por la naturaleza fueron los llamados presocráticos, quienes estaban convencidos de la existencia de una sustancia permanente y primordial en el cosmos. Una sustancia constitutiva de todos y todo (suena curiosamente cuántico, ¿no?). Ese primer elemento de todas las cosas, que denominaron genéricamente *arjé*, sería la fuente, el principio, el origen de nuestro mundo. La mayoría de ellos apuntaba a que se trataba de un elemento natural de sobra conocido por el hombre, como por ejemplo el agua (Tales de Mileto), las semillas —*spermata* en griego— (Anaxágoras), el aire o la niebla (Anaxímenes). En este contexto, Anaximandro, discípulo de Tales, personificaría un enorme salto cualitativo. Para él, el origen de todo era el *ápeiron*, «lo indeterminado». Algo eterno e indestructible, una sustancia única sin forma y sin límite, que no fue engendrada pero de la cual se engendra todo. Todo nace del *ápeiron* y todo regresa a él cumpliendo un ciclo ineludible. La infinitud en tiempo y espacio en contraste con las limitaciones espaciotemporales de la experiencia humana.

En la Edad Media, la naturaleza era considerada como manifestación de la divinidad. Una parte más de la creación al igual que el ser humano, pero una parte totalmente ajena a él. Es decir, por un lado estaba el hombre y por otro, con una enorme brecha de separación, el resto del mundo natural. Los hombres de ciencia se acercaban a la naturaleza con curiosidad, pero con un profundo temor reverente. No hay que olvidar el oscurantismo propio de una época en la que cualquier «teoría» científica tenía como base principal los textos bíblicos.

Erigena, erudito irlandés del siglo IX, creó su metafísica de la naturaleza a partir de su exhaustivo estudio e interpretación de la Biblia. Según él, el hombre había sido creado a imagen y semejanza de Dios, pero como un animal. De manera que en el ser humano se reflejan tanto el mundo espiritual como el mundo animal, y por tanto su destino se halla inextricablemente unido al mundo natural. Y a este respecto hablaba de una «restauración final» en la que la naturaleza, una vez espiritualizada, regresará a Dios y todas las cosas serán restauradas, «incluidos animales y árboles», escribe.

Pero si existe un exponente claro de esta visión absolutamente sacra y espiritual, sin duda dicho exponente es Hildegarda de Bingen, la legendaria abadesa alemana que destacó en un sinfín de campos, desde la medicina hasta la mística pasando por la composición musical, la botánica o la redacción de tratados de diversa índole. Sin duda una de las personalidades más fascinantes de su época, quien, además, desde

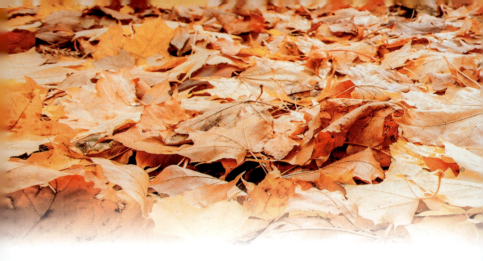

niña experimentó visiones. Cuando llegó a los cuarenta, estos episodios fueron en aumento y, tras recibir una orden sobrenatural —según contó— comenzó a dejar constancia escrita de ellos. Y, precisamente, en una de estas transcripciones podemos leer:

> Soy esa fuerza suprema y ardiente que despide todas las chispas de la vida.
> La muerte no me afecta, pero soy yo quien la distribuye y despliego mi sabiduría como si extendiera mis alas.
> Soy la esencia viva y ardiente de la sustancia divina que fluye en la belleza de los campos.
> Brillo en las aguas, ardo en el sol, brillo en las aguas, ardo en las estrellas y en todo el universo.
> Mía es la fuerza del invisible viento.
> Yo mantengo el aliento de todos los seres vivos, respiro el verdor en las flores y cuando las aguas fluyen como seres vivos, eso soy.
> Yo levanté las columnas que sostienen la tierra entera [...] yo soy el origen de todo, y así como el hombre puede moverse gracias a su respiración, el fuego arde gracias a mi ardor.

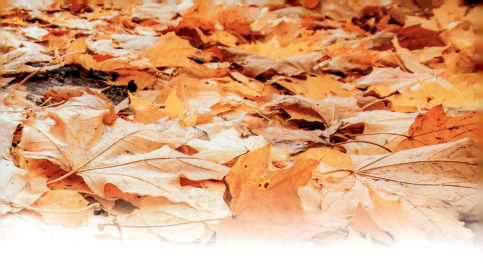

Todos viven porque yo estoy con ellos y yo soy parte de su vida.
Yo soy la sabiduría.
Mío es el tronar de la palabra que hizo nacer todas las cosas.
Yo impregno todas las cosas para que nunca mueran.
Yo soy la vida.

A medida que Occidente iba entrando en el Renacimiento, la curiosidad aumentó y disminuyeron los prejuicios y las verdades absolutas. Se comenzaba a aceptar la diversidad y la investigación; la experimentación y la búsqueda de explicaciones se impuso como actitud general entre las clases cultivadas. Y en ese ambiente se impuso la necesidad de replantearse la posición del ser humano respecto a Dios y respecto a la naturaleza. Lo mágico se fue diluyendo en un mar de valoraciones, de estudios científicos y de teorías que debían ser confirmadas por la experiencia. Había llegado el momento de olvidar lo abstracto y centrarse en la observación de los hechos.

La visión del mundo cambió por completo. La naturaleza comenzó a considerarse un repertorio de fenómenos independientes, y el trabajo científico se centró en hallar algún

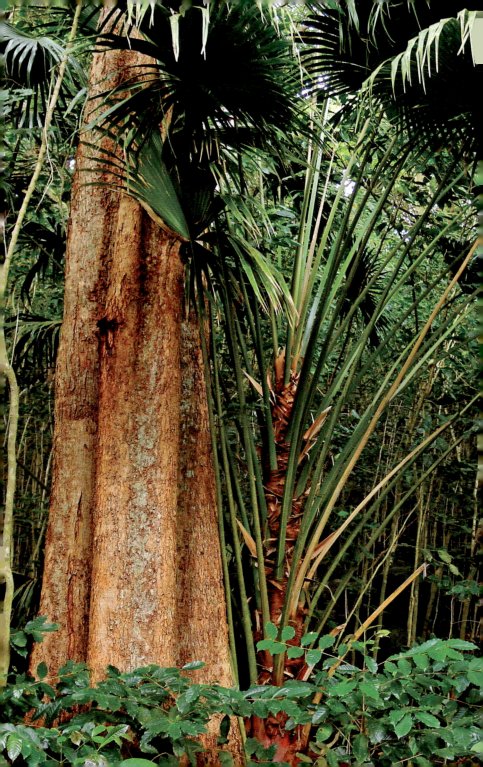

vínculo coherente entre ellos. Lentamente se fue abandonando la idea de una naturaleza «madre» que nos engendra, nos sostiene y alimenta y que, finalmente, nos volverá a acoger. El cosmos adopta más bien el rol de adversario y el mundo natural es concebido con frialdad como algo ajeno y distante que se puede usar a voluntad del hombre si se consigue doblegar. Lo que justificará la creciente explotación y el paso de una perspectiva religiosa a una perspectiva económica que se irá imponiendo en los siglos posteriores.

Así pues, el Renacimiento, tal y como escribió el británico John Ruskin, «perdió la idea de la medida, y consideró la ciencia como el bien solo y único, sin inquietarse de saber si vivifica al hombre o lo paraliza».

Por fortuna, paralelamente a esta concepción del universo como una gran máquina cuyo funcionamiento podría comprenderse desmontándola y estudiando cada una de sus partes, se desarrolló una filosofía natural con claros matices holísticos, el llamado neoplatonismo, que contó con defensores de la talla de Giordano Bruno. Según los neoplatónicos, el principio de todo lo existente es lo Uno, una realidad suprema de la que surgen todas las demás realidades por emanación. Bruno adoptó de la filosofía griega el término *mónada* para referirse a la unidad mínima en la naturaleza. Las mónadas (o átomos) configuraban no solo los cuerpos materiales —incluido el ser humano— sino también los sistemas planetarios, el alma del mundo —el mismo Dios—, y todo el universo. Al estar todo y todos compuestos de la misma sustancia, la perspectiva cambia por completo, el hombre ya no es el amo de la creación pero al mismo tiempo tampoco es un ser insignificante a merced de la divinidad: «Salido de la prisión estrecha y negra donde me ató el error por tantos años [...], extendí mis alas confiado por el espacio; No sentí barreras de cristal ni vidrio; hendí los cielos y me remonté hacia el infinito».

A pesar de la impronta innegable que dejaron los neoplatónicos, antecedente universal directo del movimiento holístico actual (que es la esencia de lo que quiero transmitir en este libro), entre el Renacimiento y el Barroco se acabó imponiendo la visión mecanicista, y Bacon y Descartes sentaron las bases metodológicas de la ciencia moderna, que, lamentablemente, ignoraban ciertas necesidades fundamentales de la psique humana, como la ancestral necesidad de percibir el poder mágico de la naturaleza y sentirse uno con ella. Necesidades que aflorarían siglos más tarde en el movimiento romántico.

La visión romántica de la naturaleza no diferencia entre materia y espíritu, la experiencia del mundo natural no pasa por filtros como el análisis o la plegaria —el único puente es el sentimiento—. La naturaleza se vive como fuente de

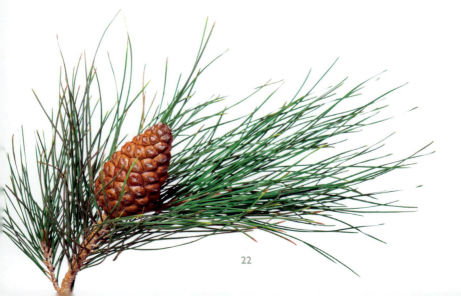

inspiración, desde la belleza melancólica de una puesta de sol hasta la majestuosidad de un árbol centenario. El romanticismo de los siglos XVIII y XIX surgió como reacción pendular ante el materialismo. Ya no importaba quién la gobernaba, si era la materia o era el espíritu; lo que movilizaba eran las emociones que la naturaleza provocaba. Emociones que quedaron bellamente reflejadas no solo en las obras de los artistas de la época sino también en sus apasionadas y apasionantes vidas (Blake, Shelley, Keats, Wordsworth, Byron...).

Pero las voces de lúcidos románticos como Diderot o Rousseau («Seguí adelante despacio, buscando algún lugar salvaje en el bosque, un lugar intocado donde no hubiera rastro de la esclavitud que produce el dominio humano, un lugar protegido donde yo fuera el primero en poner el pie») nada pudieron hacer contra el avance tecnológico e industrial del siglo XIX. Un avance que tomó pronto tintes de cruel conquista. El hombre civilizado arrasaba impunemente, y manchándose las manos de sangre, las tierras indígenas. Aniquilando pueblos aquí y allá y con ellos su dimensión espiritual y su convivencia armónica con la naturaleza. Por desgracia, esta destrucción del vínculo sagrado entre hombre y naturaleza quedó marcada indeleblemente en nuestra conciencia colectiva. Y a partir de ahí la decadencia ha ido aumentando día a día, exponencialmente, la velocidad.

Pareciera que el ser humano, al negarle un alma a la naturaleza, hubiese perdido la noción más profunda de la suya propia. En el siglo XIX, sin ningún escrúpulo, comenzaron las talas indiscriminadas de bosques milenarios y la explotación extrema por parte de colonizadores cortoplacistas. La tensión entre el hombre blanco materialista y el nativo espiritualmente

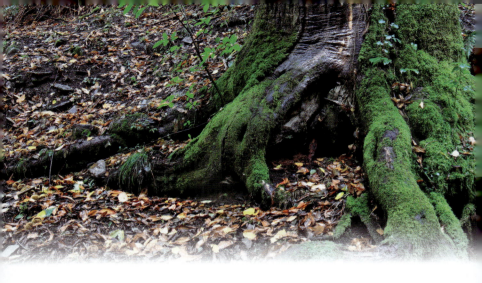

unido a su tierra fue creciendo hasta convertirse en guerra tácita o explícita. Una guerra con diferentes nombres y diferentes caras, pero guerra al fin, que dura hasta nuestros días. En pleno siglo XXI somos testigos de cómo los intereses comerciales de los más poderosos amenazan sin pudor a todos y cada uno de los paraísos de nuestro planeta. Cada año se corta o se quema una superficie de bosque equivalente a cuatro veces la extensión de Austria. El humo que desprenden los incendios en la Amazonia puede verse desde el espacio. Y al destruir los hábitats, aniquilamos a las especies animales y vegetales que los pueblan. La devastadora deforestación tiene efectos globales ya que el clima se ve afectado porque la combustión produce dióxido de carbono, que contribuye al efecto invernadero, es decir, al recalentamiento del planeta. Y a eso hay que añadir la erosión del terreno agrícola.

LA RECONCILIACIÓN

Por fortuna, de nuevo, la luz se abre paso para tratar de compensar el manto oscuro que nos cubre como especie, y gracias en gran parte a la revolución en el ámbito de las comunicaciones, está surgiendo con fuerza en todo el mundo un «ejército de paz» comprometido. Hoy, además de la información que quieren que nos llegue, contamos con la información que quisieran ocultarnos (o al menos con gran parte de ella). Las redes sociales son un hervidero de causas, muchas de ellas medioambientales, y somos más conscientes que nunca de la importancia del comportamiento individual.

En la actualidad somos millones los que nos tomamos como asunto personal cuestiones universales y sabemos que el planteamiento materialista que abre una grieta entre nosotros y la naturaleza nos está destruyendo. Ya no aceptamos como robots los venenos que la industria alimentaria quiere hacer pasar por alimentos saludables, conocemos los efectos secundarios de los medicamentos oficiales y cada día se destapan nuevas mentiras y manipulaciones relacionadas con las empresas farmacéuticas. Muchas voces claman por el regreso a lo genuino, a lo auténtico, a lo natural en definitiva. Muchas almas sienten una potente llamada a regresar al «hogar». Es esencial para nuestro bienestar físico y nuestro equilibrio psíquico volver a fundirnos con el mundo natural.

Ahora que los avances tecnológicos nos permiten trabajar desde prácticamente cualquier lugar, cada vez más gente se instala en zonas rurales o lugares cercanos al mar. Hay en el ambiente una creciente fobia hacia la vida en las grandes urbes al tiempo que crece exponencialmente el interés en el reciclaje, la autosostenibilidad y la permacultura. Son legión los que sueñan con su propio huerto y hay movilizaciones masivas para defender bosques y animales en peligro. Ah, y algo impensable hace apenas unos años: ¡leemos las etiquetas! Parece un dato anecdótico, pero es en realidad un avance trascendente el hecho de que el ser humano se interese en saber qué come, qué viste, dónde y cómo se obtuvieron las materias primas y últimamente incluso en qué condiciones trabajaron los que participaron en el proceso. Esta nueva perspectiva provoca un notable aumento en la demanda de frutas y verduras orgánicas y alimentos con certificado ecológico, así como actividades de ocio relacionadas con el contacto con la Madre Tierra (viajes a lugares remotos aún no dañados por el hombre, *rafting*, senderismo, excursiones en globo...). Además, existe un creciente interés por las terapias alternativas y por los médicos de mente abierta que abordan las dolencias desde el enfoque holístico.

Todo esto, como era de esperar, se está reflejando en el ámbito político. Los grupos ecologistas y los partidos verdes son cada vez más respetados por la opinión pública y eso está ejerciendo presión sobre el resto de partidos, incluso sobre los más neoliberales, que se han visto obligados a «redondear» sus programas con medidas medioambientales que aseguren un modelo de desarrollo respetuoso con el mundo natural (aunque la mayoría de las veces sea por puro *marketing* electoralista).

Nuestro estilo de vida consumista nos hace olvidar que la naturaleza es la fuente fundamental de nuestra existencia en la Tierra. Nos proporciona alimento, ropa, medicinas, la materia prima de nuestras casas, el combustible para calentarnos, y prácticamente cubre todas las necesidades básicas. Pero no solo es un almacén, es también un hogar, un hogar adecuado a nuestra fisiología que cumple unos requisitos concretos sin los que no podríamos sobrevivir. Si el sol desapareciera o se pudrieran todos los árboles del mundo, no tardaríamos en morir, caeríamos como mosquitos rociados con insecticida. Lo que está ocurriendo en la Amazonia no solo afecta a las tribus ahí asentadas sino a cada uno de nosotros, vivamos donde vivamos. Lo que está ocurriendo ya no es un simple dato de algo que sucede en un lugar remoto; ahora lo tomamos como un drama personal. Como dijo el poeta John Donne ya en el Barroco:

> Nadie es una isla, completo en sí mismo; cada hombre es un pedazo de continente, una parte de la tierra; si el mar se lleva una porción de tierra, toda Europa queda disminuida, como si fuera un promontorio, o la casa de uno de tus amigos, o la tuya propia. La muerte de cualquier hombre me disminuye porque estoy ligado a la humanidad; por consiguiente nunca preguntes por quién doblan las campanas: doblan por ti.

Cada árbol, con su majestuosa presencia, nos recuerda que los misterios de la existencia están más allá de nuestro entendimiento y que para llegar a aprehenderlos primero debemos respetar la vida.

Cada árbol es tu árbol.

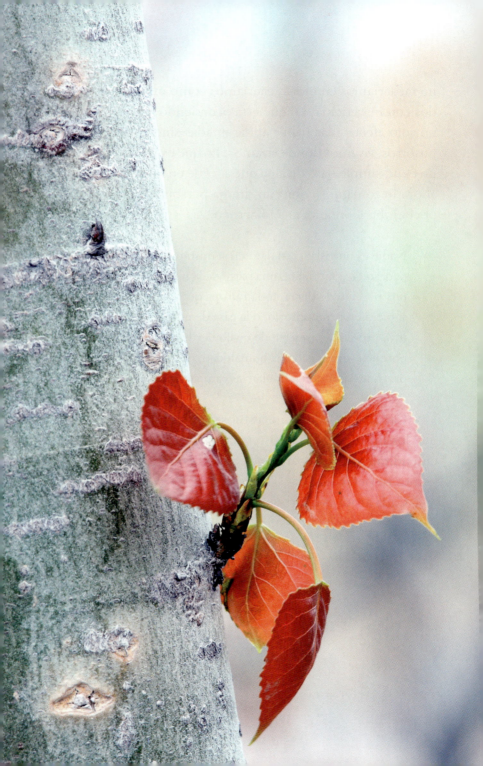

II
Los árboles en la tradición, la mitología y la religión

Desde tiempos ancestrales el árbol se ha asociado simbólicamente con el poder, la sabiduría y la fertilidad, y su valor arquetípico es evidente en los mitos, tradiciones y enseñanzas espirituales de todas las culturas. Se podría decir que en el ser humano hay algo innato que lo conecta con el árbol a un nivel profundo, atávico.

TÓTEMS: ÁRBOLES SAGRADOS, ÁRBOLES SIMBÓLICOS

Los celtas son el ejemplo más puro de esta simbiosis. No es de extrañar, ya que el hábitat natural del pueblo celta eran enormes extensiones arbóreas, espesísimos bosques milenarios. Los árboles no solo les servían de protección y les proporcionaban fuego y alimento sino que también constituían la arquitectura natural de sus lugares sagrados. El *nemeton*, o lugar sagrado, solía estar presidido por el árbol más imponente del bosque, árbol de tronco inmenso que marcaba el lugar en el que debía establecerse dicho *nemeton*.

Esta simbiosis era tan estrecha que los druidas eran capaces de sentir y diferenciar los campos energéticos de cada especie y cada espécimen, e incluso consideraban una suerte de «zodíaco arbóreo», según el cual la fecha de nacimiento marcaba el árbol bajo cuya influencia se nacía y los rasgos caracteriológicos que marcarían al individuo debido a esta circunstancia. Establecieron una clasificación con veintiún signos.

La trilogía mágica por excelencia la componían el roble, el fresno y el espino, considerados sagrados; hasta tal punto eran adorados que las ramas de algunos ejemplares se consideraban intocables aunque las heladas arreciaran y hubiera escasez de leña. Entre los frutales los más venerados eran el avellano y el manzano. La energía del primero aportaba sabiduría y fertilidad, y el segundo era considerado el árbol de la vitalidad y la juventud.

Cada tribu tenía su propio árbol sagrado, su tótem, que se convertía en objetivo prioritario cuando estallaba alguna contienda intertribal. Al destruirlo, se rompía el vínculo entre el enemigo y los dioses y tenían fe absoluta en el poder debilitador de la estrategia.

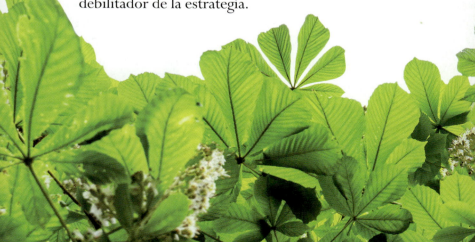

Al otro lado del planeta y en épocas aún más remotas, el cosmos era representado como un árbol invertido: las raíces hacia arriba, hacia el único origen, Dios, y las ramas extendidas hacia abajo simbolizando los diferentes planos de la creación. Me estoy refiriendo a la India, donde la prolífica y apasionante veneración al árbol como elemento sagrado se remonta a la remota civilización del valle del Indo. Los primeros maestros védicos impartían sus lecciones en los bosques y los discípulos recibían la instrucción bajo la sombra y la majestuosa protección de los árboles. Por ello, no es de extrañar que los himnos de los Vedas estén plagados de referencias a árboles y plantas y a los espíritus que habitan en su interior.

En el hinduismo casi se podría hablar de una mitología arbórea, donde varias especies se asocian a determinadas deidades. Como el árbol Bael, cuyas hojas trifoliadas representan las tres funciones del todopoderoso Shiva: creación, preservación, destrucción. O el árbol Peepal, que se puede encontrar en prácticamente todos los templos del sur y que se asocia con Visnú, uno de los dioses más importantes del hinduismo, preservador de la bondad. O el árbol Bhang, que trae riqueza y prosperidad. O el bambú, que representa a Krishna... Son solo algunos ejemplos.

La historia de Buda también está estrechamente ligada a los árboles, desde el momento mismo de su nacimiento hasta el momento de su muerte, pasando por el acontecimiento crucial de su vida: la iluminación. Su madre, Maya, al sentir los

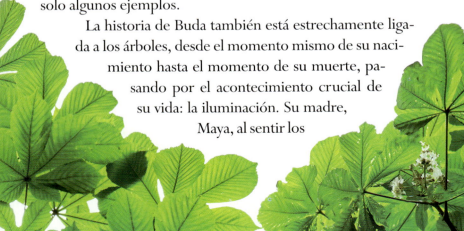

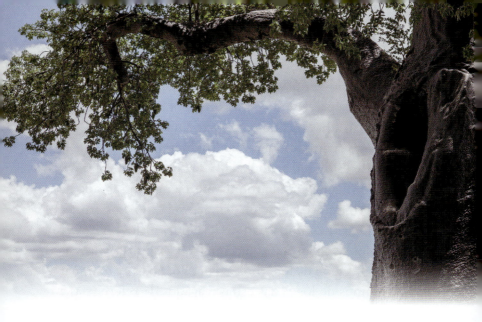

dolores del parto se encaminó al jardín de Lumbini para dar a luz bajo el árbol Asoka, sujetando con su mano una de sus ramas, como si en aquel momento el árbol cobrara vida para asistirla. Y, años más tarde, el príncipe Siddharta alcanzaría la iluminación bajo un *Ficus religiosa* (la «higuera sagrada», el árbol Bodhi), después de haberlo rodeado siete veces y de haberle ofrecido sacrificios.

Y cuando en sus horas finales sintió que la vida lo abandonaba, pidió a su asistente el monje Ananda que lo acompañara a un bosque sagrado —porque al igual que se había encarnado bajo un árbol sagrado debía abandonar su cuerpo en las mismas circunstancias—. «Prepara una cama para mí, te lo ruego, con la cabecera hacia el norte entre los árboles gemelos. Estoy cansado y me gustaría recostarme», le dijo. Cuenta la tradición que se tumbó gentilmente bajo los dos árboles y tras alcanzar un estado de profunda meditación, murió. Y también se cuenta que su cuerpo quedó sepultado por cientos de flores que brotaron instantáneamente de las ramas y llovieron sobre él mezclándose con las que los dioses dejaron caer desde los cielos.

En el antiguo Egipto, el sicomoro —que curiosamente también pertenece al género de los ficus— era objeto de veneración y poseía una gran carga simbólica, simbolismo directamente relacionado con la extraordinaria resistencia de su madera. La madera de este árbol es incorruptible, así que es lógico que una religión plagada de símbolos y metáforas lo asociara con el renacimiento, la regeneración y la vida eterna. Por eso se lo denomina «el árbol de las momias» y por eso su madera era utilizada para tallar los sarcófagos. La diosa vaca Hathor, que creó el mundo y todo lo que en él habita, es conocida como «la Señora del sicomoro» porque, escondida entre su follaje, recibe a los fallecidos y les ofrece el agua y el pan de bienvenida que aseguran la vida después de la muerte. En el *Libro de los Muertos* hay numerosas referencias a este árbol sagrado; reproduzco aquí una frase especialmente ligada al tema que nos ocupa: «He abrazado al sicomoro y el sicomoro me ha protegido; las puertas de la Duat me han sido abiertas». Y es que gracias a la ayuda del árbol sagrado, las almas regresaban al seno del mundo divino, metáfora perfecta del poder sanador de los árboles, que trataremos en detalle en los próximos capítulos.

En la mitología griega a cada deidad se le atribuye un determinado árbol. Si se conocen bien las características asociadas a cada árbol, las relaciones no resultan arbitrarias. Como podemos ver en algunos ejemplos, a Zeus le corresponde el roble (que atrae poderosamente al rayo); a Poseidón, el fresno (existía la creencia de que los rayos jamás caen sobre él, de ahí que se le considerara protector de los hombres del mar);

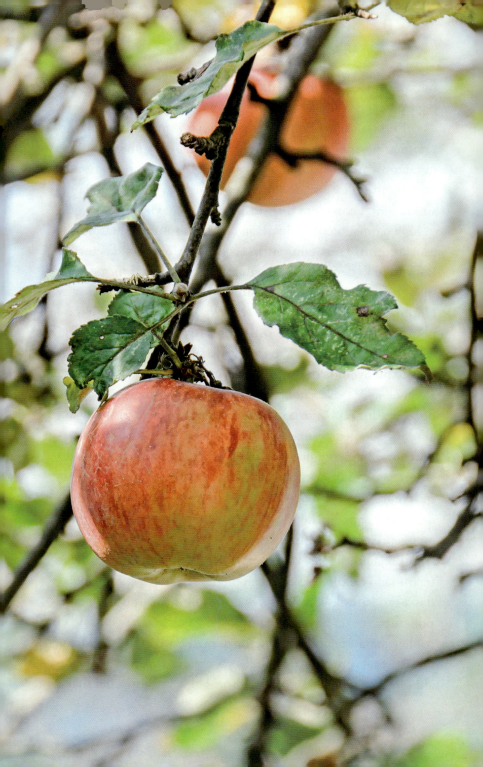

a Atenea el olivo (los dioses le otorgaron a Atenea la consagración de la ciudad de Ática porque hizo brotar en ella su primer olivo, el más valioso regalo; la ciudad pasó a llamarse Atenas y el olivo fue venerado en la Acrópolis); a Apolo, el laurel (Apolo abraza a Dafne mientras esta, resistiéndose, se convierte en laurel: «Si no puedes ser mi amante —juró el dios— me serás consagrada eternamente. Tus hojas serán siempre verdes y con ellas me coronaré»); a Dionisio, la vid (el dios que enseñó a los hombres a cultivar la vid y a elaborar el vino), y a Perséfone, el álamo (Perséfone transformó a la ninfa Leuce en álamo después de que esta fuese violada).

De un roble salían las revelaciones del oráculo de Dodona, consagrado a Zeus. Y varios autores, entre ellos Ovidio, se refieren en sus textos a los «robles parlantes».

Para los griegos, el olivo asimismo tenía una importancia especial, no solo como proveedor de la preciada aceituna y su aceite sino también, y tal vez, como árbol totémico.

Las asociaciones son muy similares en la mitología romana, donde abundan las ninfas transformadas en árboles y arbustos en momentos de máximo peligro. Como árbol sagrado, cabe mencionar particularmente a la higuera, venerada en el foro romano, debido a la legendaria higuera que detuvo a los gemelos Rómulo y Remo y los salvó de morir ahogados en la corriente del río Tíber.

Tanto en la Biblia como en el Corán, el árbol como símbolo tiene una notable presencia. Hablaré más adelante del árbol de la vida y el árbol del conocimiento. Para los musulmanes chiitas, además, un árbol simboliza el estado de gracia en el que el místico se une con la verdad suprema. Se trata de un árbol inmenso que asciende más allá del séptimo cielo.

Pero, sin duda, la religión que más se identifica con el mundo de los árboles es el taoísmo (si es que se lo puede considerar religión; yo lo veo más bien como filosofía o como cosmología). El tao es el flujo en un universo que fluye lentamente pero nunca cesa y es inconmensurablemente poderoso. Este fluir es el que mantiene el equilibrio del universo. Se manifiesta a través de los cambios estacionales y los ciclos vitales. El tao es la ley de todo. El que sigue al tao se hace uno con el tao. Si el *chi* (término chino definido como 'vapor', 'aliento' o 'energía') es la energía, se podría decir que el tao es flujo de *chi*. Partiendo de estas premisas era inevitable que el taoísmo y los árboles se encontraran. Volveré a hablar sobre el tao en el capítulo dedicado a las energías curativas de los árboles.

LAS TRES VISIONES ARQUETÍPICAS DE LOS ÁRBOLES

En el Génesis se nos cuenta cómo Dios adornó el jardín del Edén con hermosísimos árboles rebosantes de frutos jugosos. Entre todos ellos destacaban dos: el árbol de la vida y el árbol del conocimiento, arquetipos que, junto con un tercero —«el árbol cósmico»—, se encuentran en los mitos, tradiciones y enseñanzas espirituales de todas las culturas del mundo.

El árbol de la vida

El árbol, para las culturas antiguas, encarnaba la regeneración (por los ciclos estacionales y el continuo resurgir de hojas y frutos tras el apocalipsis del invierno) y la eternidad (por su longevidad y por el follaje perenne de numerosas especies). Por eso en muchas mitologías se lo reconoce como portador de la inmortalidad, como el P'an mou de los chinos, que ofrece los melocotones de la inmortalidad y es un elemento imprescindible y poderoso en numerosos mitos de la creación.

En numerosas cosmologías el árbol de la vida es custodiado por monstruos, como el árbol de las Hespérides, y la victoria sobre esas bestias suele ser una metáfora de la iniciación.

En algunas mitologías africanas se cuenta que el hombre nació de un árbol y algunas tribus hablan desde tiempos ancestrales de un héroe legendario cuyo nombre, Heitsi-Eibib, hace referencia al gran árbol. En la mitología escandinava, el árbol de la vida es el gran fresno Yggdrasil, un árbol inmenso que une el cielo con la tierra, cuyas raíces se adentran en el inframundo y cuyas ramas albergan a los dioses.

Las diez *sefirot*, o las diez esferas, de la cábala son representadas como racimos de frutas que cuelgan del gran árbol de la vida, también llamado árbol sefirótico, y simbolizan los atributos divinos. Las líneas que enlazan estas diez esferas simbolizan las fases del viaje del alma hacia la eternidad. En la tradición hindú, las ramas del árbol de la vida simbolizan las comunidades primigenias que

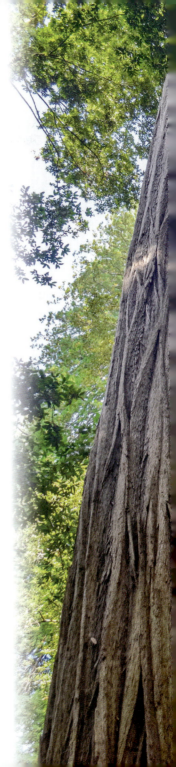

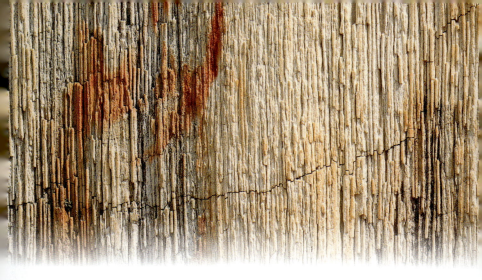

crecieron puras junto al Creador y las hojas nos representan a nosotros, los seres humanos.

Estos son solo algunos ejemplos de las diferentes concepciones del arquetipo del árbol de la vida, pero como dije al principio, son numerosas y aparecen en todas las mitologías del planeta.

Para terminar me gustaría comentar la paradoja que este símbolo contiene en sí mismo, y que explicaría las múltiples representaciones existentes del árbol de la vida en posición invertida. Representaciones en las que las raíces se extienden hacia el cielo y las ramas penetran en la tierra. Así aparece en los textos védicos y en los Upanishads, y los curanderos de algunas tribus australianas solían plantar un árbol en posición invertida para que presidiera sus rituales de sanación. Hay innumerables y variopintos ejemplos. La paradoja reside en que aunque los árboles extraen la energía vital de la tierra, los seres

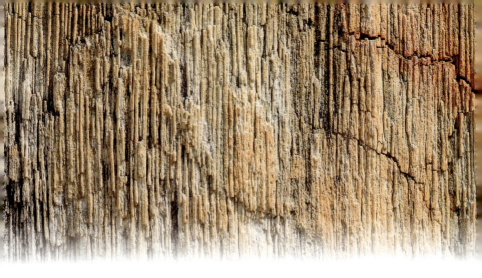

humanos reciben esa energía cósmica de las divinidades celestiales, y al invertirse el árbol lo divino pasa, a través de las raíces, a lo terrenal.

El árbol del conocimiento

Los árboles también encarnan el don de la sabiduría. En algunas tradiciones el árbol del conocimiento aparece como canal y eje para alcanzar dicha sabiduría. Sin embargo, en la tradición judeocristiana tiene una connotación negativa al ir asociado con el pecado original y la expulsión del paraíso. No obstante, tal y como aclaró san Agustín, gran pensador del cristianismo, los frutos no eran malos en sí mismos, al igual que ocurre con el conocimiento: dependiendo de su uso, puede convertirse en una bendición o en un arma terrible. Por eso el árbol del conocimiento es también llamado el árbol del bien y del mal. Pero si apartamos las interpretaciones religiosas cargadas de culpa y penitencia, el árbol simboliza la búsqueda de conocimiento (hacia las alturas con su ramaje y hacia lo más profundo y oscuro con sus raíces), su longevidad permite acumular experiencia y su inmovilidad proporciona

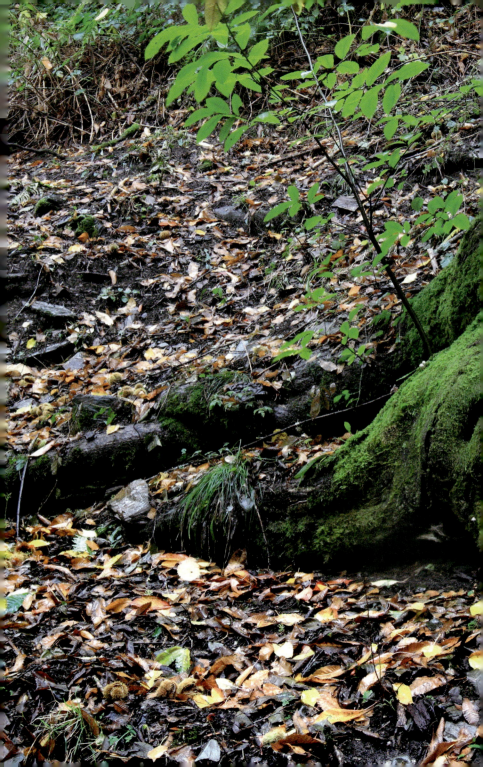

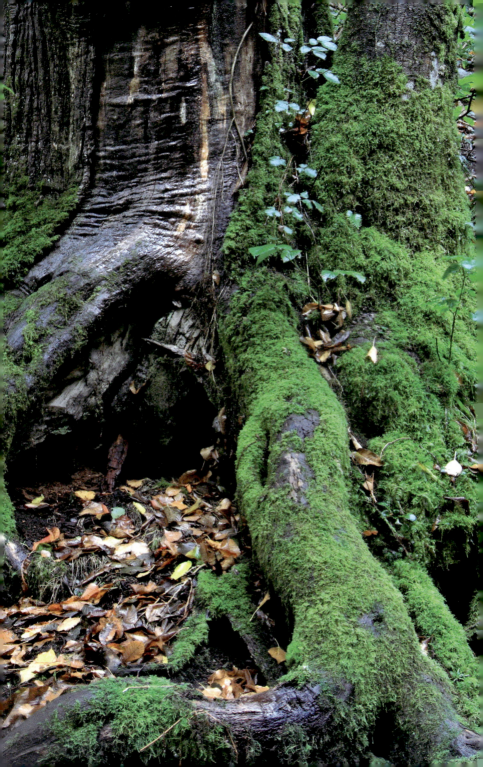

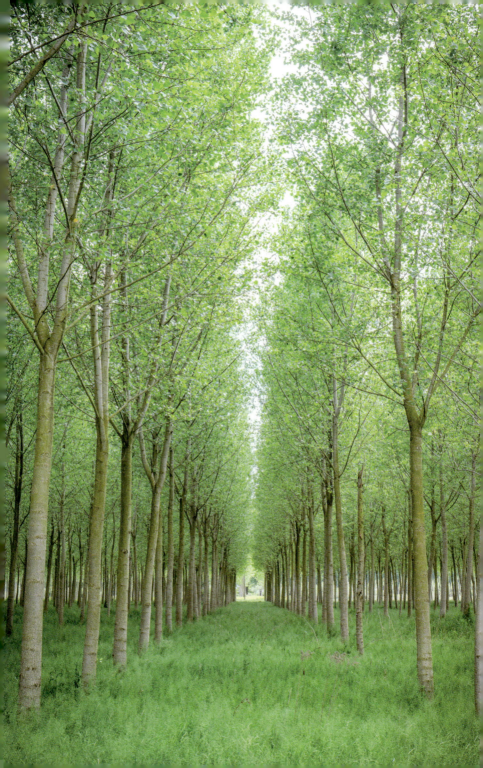

paciencia, estoicismo y observación, tres elementos fundamentales de la verdadera sabiduría.

En la línea del árbol del conocimiento entendido como árbol de sabiduría tenemos un ejemplo espacial y temporalmente más cercano, pero que bebe sus aguas de los simbolismos ancestrales: en el siglo XIII, Luis, rey de Francia, celebraba todos los juicios a la sombra de un roble centenario, confiado en su inspiración. Y volviendo de nuevo a la sabiduría africana, muchas tribus eligen un árbol sagrado como punto de encuentro donde los ancianos celebran sus reuniones para tomar las más importantes decisiones sobre los asuntos del poblado. Lo llaman «el árbol de la charla».

El árbol cósmico

En los libros sagrados de los mayas se cuenta que los dioses se trasladaban por el interior del tronco de los cuatro árboles cósmicos que, a modo de columnas, sujetaban el cielo. Ascendían y descendían por esa vía de unión entre los cielos y el inframundo; y también entre el ser humano y el mundo sobrenatural. Estos árboles y el gran árbol central son algunos de los elementos principales de la cosmología mesoamericana, uno de los pilares imprescindibles de su religión. Para ellos el gran árbol cósmico central era el eje del mundo, y el soberano era este eje hecho carne. Por eso, en las representaciones de entrega de poder de un soberano a su sucesor las figuras de ambos aparecen a los lados de este árbol, y también por eso las figuras de sangre real se representan como híbridos entre humano y árbol florecido.

En el libro sagrado de *Chilam Balam de Chumayel* se enumeran las cuatro personificaciones matriarcales de los cuatro

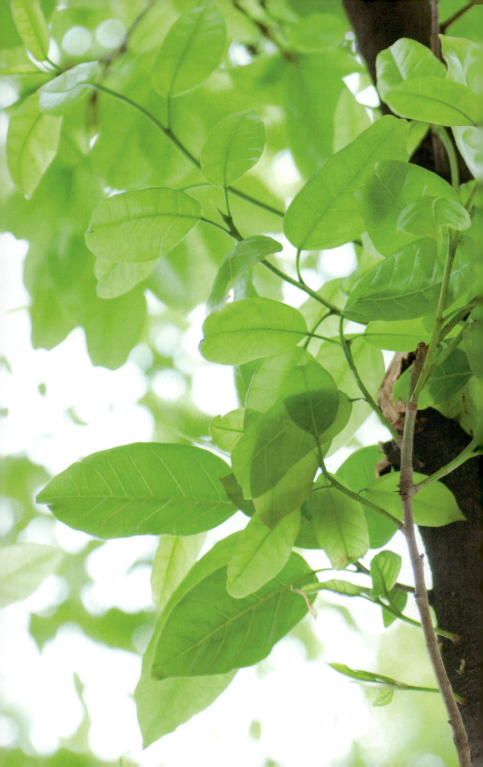

árboles que presiden las esquinas del mundo: la madre ceiba blanca al norte, la madre ceiba amarilla al sur, la madre ceiba roja al este y la madre ceiba negra al oeste. En las narraciones mitológicas los dioses Tezcatlipoca y Quetzalcóatl se transforman en árboles. Dicha transformación representa una fusión de dos troncos de naturaleza opuesta (la masculina, celeste, luminosa y seca, con la femenina, acuática, oscura y húmeda) que se integran para formar el árbol cósmico.

En la cosmología china encontramos dos árboles equivalentes: el Kien-mou y el K'ong-sang. Las similitudes en cuanto a concepción son asombrosas. Por sus troncos también ascienden y descienden los soberanos como intermediarios entre el cielo y la tierra, entre dioses y hombres. El K'ong-sang es una morera hueca que simboliza el tao, el orden cósmico universal.

En la cosmología mesopotámica el árbol cósmico sería el Kiskanu y en la persa, el celestial Gaokarana, y su reflejo en la tierra, el Haoma.

TRADICIONES RELACIONADAS CON LOS ÁRBOLES

Los árboles de hoja perenne estaban siempre presentes en las ancestrales celebraciones del solsticio de verano de muchas culturas. Las fiestas dedicadas a la llegada de la luz tras la larga oscuridad del invierno eran acontecimientos alegres que hablaban de la supervivencia y el renacimiento. Los egipcios, por ejemplo, adornaban sus casas con hojas de palmera.

Asimismo, los romanos llenaban patios y hogares con ramas de hoja perenne, normalmente de coníferas, para celebrar las saturnales.

La tradición sintoísta afirma que las divinidades habitan entre el follaje de los árboles; por eso, incluso hoy en día, al

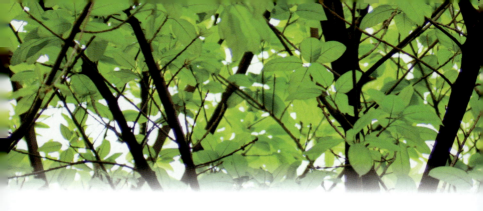

llegar el año nuevo los japoneses colocan un árbol a cada lado de la puerta de sus hogares con la finalidad de atraer sus bendiciones.

La renovación estacional constante es el motivo de que los árboles sean en muchísimas tradiciones símbolo de la fertilidad. Cuando uno viaja por Oriente, puede toparse con árboles cargados de ofrendas, a menudo pañuelos rojos, que las mujeres con problemas de esterilidad dejan allí esperanzadas. En algunos puntos del sur de la India se practica un hermoso ritual para asegurar la descendencia de las parejas recién casadas. El novio y la novia plantan dos árboles sagrados uno junto al otro y los protegen con una cerca para que puedan crecer unidos y florecer a salvo. Su fertilidad asegurará la fertilidad de los contrayentes. Algo parecido practican algunas tribus africanas, que creen que si las parejas se desposan primero con un frutal exuberante y generoso, traerán al mundo cuantos hijos quieran. Hay una tribu australiana —este es mi ejemplo favorito— que cree que el espíritu de los niños, del tamaño de un grano de arena, se encuentra en el interior de ciertos árboles, de donde se desprende para penetrar, por el ombligo, en el vientre materno.

Quizás la tradición relacionada con árboles que nos es más familiar y cercana sea la del árbol de Navidad. La primera

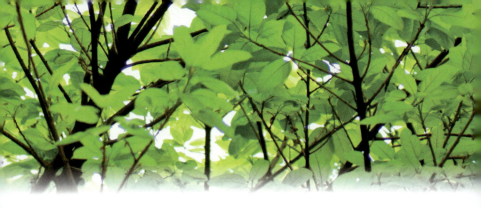

referencia se sitúa en Alemania allá por el siglo XVI, y parece ser que en el XVII en Estrasburgo se extendió la costumbre de decorar los árboles con papeles de colores, frutas y regalos. Esta costumbre se fue extendiendo por parte de Europa y desde ahí los colonos la llevaron a América, desde donde, siglos después, ya envuelto en toda la parafernalia comercial, se extendería a prácticamente el mundo entero.

En muchas culturas es tradicional plantar un árbol cuando nace un niño para que niño y árbol crezcan y florezcan a la par. Y en esta misma línea también suelen plantarse árboles para señalar el nacimiento de un nuevo orden, como ocurrió en Francia, donde tras la Revolución, se plantaron sesenta mil «Árboles de la Libertad». Los belgas también plantaron árboles para celebrar su independencia en 1830. Y diversos países los han adoptado como emblema o como motivo principal de su bandera, por ejemplo el Líbano —el cedro—, Sudáfrica —el baobab—, o Canadá —la hoja de arce.

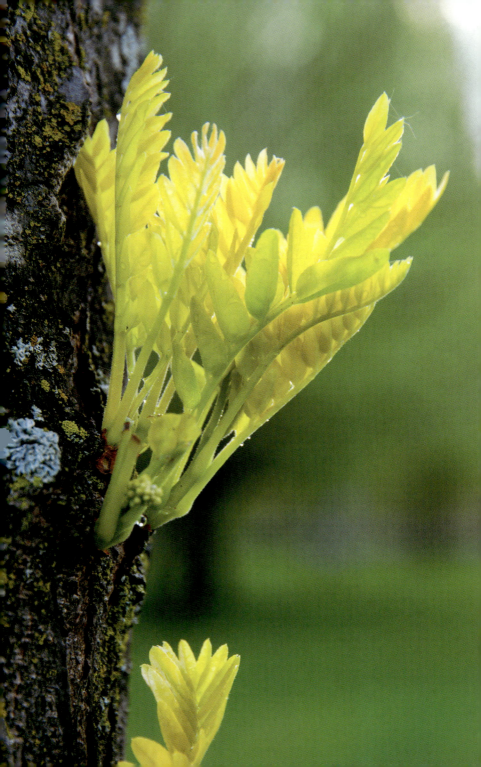

III

La sanación vibracional

Hasta no hace mucho el modelo newtoniano del universo nos mantenía encorsetados en una visión determinista según la cual el espacio en general, y nuestro mundo en particular, se compone de partículas sólidas e indestructibles, gobernadas por leyes inmutables. Según este modelo, todos los fenómenos físicos son de naturaleza causal y en él se concibe al hombre y a la naturaleza como elementos separados que podemos describir objetivamente según lo que percibimos a través de nuestros «infalibles» sentidos.

En el campo de la medicina este modelo es el modelo aplicado por aquellos profesionales que conciben el organismo humano como una mera máquina biológica, gobernada por el cerebro y el sistema nervioso.

Esta concepción del universo y del ser humano se consideró verdad absoluta durante siglos y solo cuando, gracias a Einstein, la energía pasó a formar parte de la gran ecuación, el asentadísimo paradigma newtoniano comenzó a tambalearse.

Albert Einstein defendió científicamente que hay una única sustancia universal y que todo, y todos, estamos formados de dicha sustancia. Es decir, los seres humanos somos en micro lo que la galaxia es en macro, o como alguien expresó poéticamente: todos estamos hechos de polvo de estrellas. No somos cuerpos sólidos, somos energía en continua vibración y, por tanto, la curación de cualquier mal ha de realizarse a nivel energético y vibracional. Es la dimensión espiritual la que anima el «mecanismo» de la máquina (utilizo este término para facilitar un puente de transición entre el modelo newtoniano y modelo cuántico); la clave está en la conexión entre el cuerpo físico y las energías sutiles, entre lo que percibimos como materia y lo que es la realidad energética de dicha materia.

La única medicina compatible y coherente con el modelo cuántico sería, por tanto, una medicina holística basada en la profunda interrelación existente entre cuerpo, mente y espíritu. Una medicina que tenga en suma consideración las leyes naturales que rigen el planeta. Y en este contexto es donde precisamente las energías curativas de los árboles adquieren sentido y razón.

La curación vibracional contempla cualquier vehículo capaz de transmitir la energía —la vibración— sanadora, desde el canto gregoriano hasta la homeopatía, pasando por una amplia y apasionante lista de terapias llamadas «alternativas». Entre ellas, la terapia floral del doctor Bach, para quien cualquier curación pasaba siempre por la curación del «alma». Y los hallazgos del doctor Bach tienen todo que ver con el tema de este libro, ya que muchos de sus remedios proceden de árboles: nogal (protección al cambio e influencias no deseadas), olivo (agotamiento tras un esfuerzo físico o mental), olmo (personas abrumadas por la responsabilidad), alerce (falta de confianza), castaño (incapacidad de aprender de los errores), haya (intolerancia), álamo temblón (miedo o ansiedad de origen desconocido), pino (culpa), manzano silvestre (sensación de suciedad física o psíquica, vergüenza) o sauce (autocompasión, resentimiento).

Además, los métodos de elaboración de dichos remedios están enfocados en las energías propias de cada planta, energías únicas e irrepetibles en cada especie. La mayoría se preparan utilizando el método del sol, en el que las flores se dejan flotar en agua pura durante tres horas, recibiendo en todo momento la luz solar directa.

Sin embargo, para algunas plantas (más leñosas) se utiliza como mejor opción el método de ebullición, pero tanto en un caso como en otro, una vez que el calor ha transferido la energía de las flores al agua, el agua energizada se mezcla con una cantidad igual de licor (brandi) para obtener la tintura madre. Es decir, la clave está en la energía de la planta: energía que armoniza, energía que equilibra. En definitiva, energía que sana.

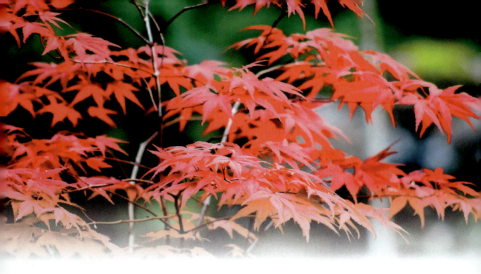

En la red que subyace y conecta toda la existencia hay formas de energía que actúan beneficiosamente sobre aquellos sistemas energéticos que sufren de algún desequilibrio (lo que conocemos como enfermedad). Los árboles y sus poderosas energías sutiles formarían parte de este grupo. El árbol al igual que el ser humano, emite vibraciones energéticas constantemente, que podemos absorber y asimilar cuando entramos en sintonía con él.

Las revolucionarias teorías del biólogo Rupert Sheldrake concluyen que para acceder a la gran memoria colectiva es necesario volver a sentir la naturaleza en toda su envergadura.

*Que mis manos respeten las cosas que has hecho,
que mis oídos estén atentos a tu voz.
Hazme sabio para poder saber las cosas que has enseñado a mi gente,
las lecciones que has ocultado en cada hoja y en cada piedra.*

ORACIÓN AMERINDIA

IV

La energía sanadora de los árboles

El término *holismo* deriva del vocablo inglés *whole*, 'todo', y su estricta definición sería «doctrina que propugna la concepción de cada realidad como un todo distinto de la suma de las partes que lo componen». Aplicado al tema que nos ocupa —aplicado, pues, a la naturaleza— diremos que el holismo rechaza que los fenómenos naturales puedan reducirse a meras leyes físico-químicas ya que estas no bastan para explicar todo el fenómeno vital. ¿Y por qué no bastan? Porque los sistemas organizados jerárquicamente muestran propiedades que no se pueden comprender mediante el estudio de partes aisladas, sino en su totalidad e interdependencia.

La naturaleza es un todo indivisible, un entramado de relaciones que forman parte de un proceso cósmico.

En la actualidad un gran número de prestigiosos biólogos afirman que el árbol es un ser social y, además, sorprendentemente compasivo y solidario. Hay investigaciones apasionantes que demuestran que estos seres vivos alimentan a los vecinos que enferman o se

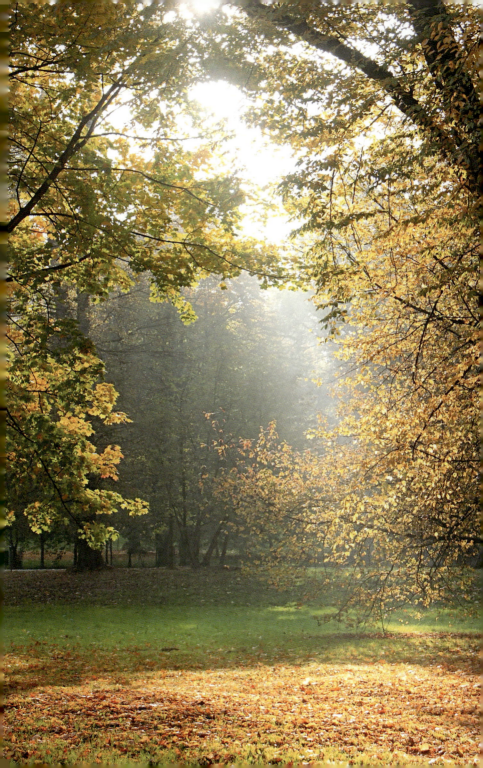

debilitan, suministrándoles a través de las raíces una solución de azúcares.

En un hermoso e impactante estudio realizado en Canadá se aisló a un gran abeto y se le cerró cualquier acceso al agua. ¿Y qué sucedió? Algo increíble: los abetos de alrededor ¡le pasaron sus nutrientes durante años para que no muriera!

Este instinto de protección también se refleja en un comportamiento que muchos biólogos equiparan al cuidado parental que se observa en los animales más evolucionados. Los árboles jóvenes necesitan entre diez y quince años para alcanzar una altura que les permita realizar la fotosíntesis de manera autosuficiente. Pues bien, si el bosque es muy tupido, durante ese lapso de tiempo estos árboles serán alimentados por su familia arbórea. Casi se podría afirmar que cuidan de su prole.

En cuanto a comportamiento social, uno de los hallazgos más llamativos es el referente a la comunicación. Hoy se sabe que los árboles se avisan a distancia cuando detectan la presencia de un agresor y lo hacen lanzando unos determinados compuestos orgánicos volátiles a modo de señal para que sus vecinos preparen una barrera tóxica protectora.

El ser humano intuye (o recuerda) esta esencia protectora y paternal de los árboles. Sabemos lo poderosos que son y su presencia nos hace sentirnos seguros. Pero junto con esa plácida sensación de protección percibimos algo más. Algo indefinible. Algunas filosofías —como es el caso de la taoísta— han ahondado en esta suerte de «magia». Los maestros del tao sabían que además de transformar el dióxido de carbono en oxígeno, los árboles tienen la generosa capacidad de absorber las vibraciones negativas y transmutarlas en energía sana. Son sanadores vibracionales poderosísimos ya que canalizan no solo la energía de la tierra sino también la de los cielos.

Para entender la posibilidad de sanación a través de los árboles, primero hemos de comprender y asumir nuestra auténtica naturaleza. Somos mucho más que un cuerpo, mucho más que un organismo biológico.

Nuestra naturaleza esencial es el espíritu; en realidad somos una presencia energética que habita en una forma física. Tanto la enfermedad orgánica como los trastornos mentales y emocionales tienen siempre su origen en el cuerpo energético y es ahí donde hay que sanar. Y lo primero y principal que has de inferir de esta afirmación es que no eres una víctima indefensa, porque en tus manos —en tu esencia— está la clave de tu sanación.

LOS CUERPOS ENERGÉTICOS

Es evidente que existe «algo» que transmite información entre nuestros sentimientos, nuestros pensamientos y nuestro cuerpo físico.

Si no es así, ¿cómo es posible entender las respuestas físicas ante emociones fuertes (nudo en la garganta o en el estómago, confusión mental cuando experimentamos dolor, boca seca, sudoraciones... y en casos extremos somatizaciones espectaculares)? Pues bien, esa conexión tan obvia se realiza a través de nuestros cuerpos energéticos, que en algunas tradiciones también se conocen como cuerpos sutiles. A diferencia del cuerpo físico, no podemos sentir la sustancia de estos cuerpos pero sí sus efectos. Los cambios registrados en ellos afectan a nuestro organismo, y viceversa, ya que comparten el mismo centro.

En nuestro ser cohabitan el ego y el yo superior. El ego, que contiene nuestros patrones de pensamiento y acción, estaría compuesto por tres cuerpos:

- El cuerpo físico, el «reconocido» por la medicina tradicional y el único que despierta interés en la mayoría de los investigadores.
- El cuerpo emocional, el que alberga nuestras emociones.
- El cuerpo mental, el que alberga nuestros pensamientos.

Mientras que el yo superior, fuente de nuestra sabiduría interna, lo conformarían:

- El cuerpo causal, el almacén que contiene todos los recuerdos de nuestra experiencia álmica.
- El cuerpo espiritual, nuestra auténtica naturaleza. Es el que mayor frecuencia de vibración posee de todos los cuerpos energéticos. A través de él experimentamos la unidad con la vida.

Los cuerpos energéticos irradian un campo electromagnético visualmente imperceptible, conocido como «aura». Como he venido comentando, todo en el universo es vibración; por tanto, el aura es también vibración, una vibración energética que rodea a modo de halo el cuerpo físico. El aura es una emanación: nuestra firma espiritual. La capa áurica tiene forma oval y se extiende desde el cuerpo en todas direcciones a una distancia aproximada de un metro.

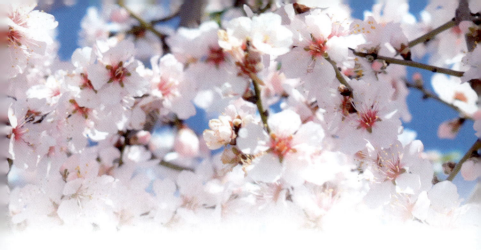

Tres mil años antes de Cristo, los sabios de la India ya hablaban en sus libros sagrados del *prana*. El *prana* sería el equivalente al *ki* en Japón y al *chi* en China. Esa energía es conocida como «luz astral» en la cábala.

Los cuerpos energéticos están formados por una red de canales de energía conocidos por el nombre sánscrito de *nadis*. En los puntos de intersección de estos canales se forman vórtices de energía denominados chakras, que reciben, acumulan, transforman y distribuyen la energía.

Son más densos que el aura pero no tan densos como el cuerpo físico, con el que interactúan a través del sistema nervioso y el sistema endocrino (cada chakra está asociado a una glándula endocrina y a un plexo nervioso, es decir, cada chakra se relaciona con funciones orgánicas concretas); pero también —y sobre todo— los chakras se encuentran vinculados con partes concretas de la conciencia, con cualidades específicas, y cuando alguno de ellos se bloquea, el órgano y las cualidades implicadas también lo hacen, impidiendo que la energía fluya, lo que puede generar problemas físicos, psíquicos o emocionales.

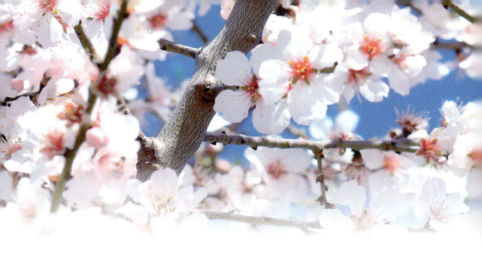

APROXIMÁNDONOS AL ÁRBOL SANADOR

¿Te has sentido alguna vez sobrecogido por la majestuosidad de un árbol? ¿Te ha invadido en alguna ocasión un sentimiento de profunda reverencia al penetrar en un bosque? ¿Has percibido la vida de la vegetación? ¿Su ser? Son sensaciones intensas que lamentablemente suelen desaparecer muy rápido.

Desaparecen rápido porque la vida que llevamos a diario nos ha generado una manera de mirar que no es compatible con una percepción profunda de la naturaleza y de la unicidad. Y esa manera de mirar se ha cronificado hasta tal punto que si queremos explorar nuevas maneras de conectar, necesitaremos hacer un esfuerzo enfocado y consciente.

Poco a poco, paso a paso, siguiendo unas sencillas pautas y escuchando lo que dicte tu intuición más primigenia, podrás aproximarte al misterio de los árboles, y al misterio que tú mismo eres. Tienes que abrir tu mente y tu espíritu, volverte permeable a una nueva comprensión del fascinante ser vivo que es el árbol. Si consigues establecer un contacto auténtico, experimentarás una unión bellísima, difícil de describir con palabras e, indudablemente, sanadora.

Aprenderás a buscar la fuerza en los árboles y recurrirás a ellos siempre que te sientas falto de energía, para mitigar un dolor, para superar un mal estado de ánimo o para ahuyentar una emoción dañina. O sencillamente buscarás su compañía porque sabrás que su sola presencia hace que te sientas relajado y dichoso.

Sal a buscarlo

Aunque vivas en pleno centro de una gran ciudad, seguro que conoces algún parque, alguna zona arbolada, un bosque a las afueras… Recorremos la distancia que sea necesaria para acudir a las grandes superficies comerciales y sin embargo esa misma distancia se convierte en excusa para justificar nuestra «desnaturalización». Eso sin contar que, quizás, mucho más cerca de lo que pensamos se esconde un pequeño «oasis» arbolado. Ese lugar al que llevas a tu perro, ese lugar en el que tu amigo, de vez en cuando, levanta la pata sobre un tronco. «¿Un tronco? ¿Has dicho tronco? ¡Vaya…! ¡Es verdad!, ¡el retrete de mi perro es un árbol!», te dirás. Sí, y probablemente jamás hayas levantado la vista para contemplar sus hojas, sus ramas, su copa. Y sí, en la ceguera triste y frenética de la vida urbanita, a menudo, los árboles son percibidos como meros postes. O mejor dicho, ni siquiera son percibidos.

Muchas capitales de Europa adornan sus avenidas y calles con cientos de árboles. A los pies de los grandes edificios alineados en larguísimas aceras, crecen árboles frondosos que salpican el asfalto de verde y embellecen el entorno.

La simbiosis entre el asfalto y el follaje tiene un efecto casi redentor, similar al narrado en la fábula de la bella y la bestia.

Si le preguntas a un niño genuinamente de ciudad de qué especie es el árbol que hay frente a su portal, o qué árboles crecen en el patio de su colegio, no sabrá decirte. Sin embargo, es difícil que un niño criado en la ciudad sepa distinguir una encina de un nogal. Él ve árboles diferentes, pero no sabe nombrarlos. Como mucho podrá señalar abetos y pinos, árboles que entran en casa una vez al año y en fechas especialmente queridas por los pequeños.

Esa es nuestra manera habitual de mirar el mundo que nos rodea y no ver, de vivir con los sentidos adormecidos, de existir en piloto automático. Y esa es la manera que heredan nuestros hijos.

El árbol es un ser vivo, VIVO, hecho de la misma esencia que tú y que yo, de los mismos átomos, de la misma energía. En cada árbol se puede vislumbrar el poder de la naturaleza y todo su misterio. Necesitas —necesitamos— volver a conectar con ese poder, y el primer paso es tomar consciencia de la presencia entre nosotros de estos seres sanadores.

Sal y búscalos. Al principio basta con que camines entre ellos. Las mejores horas son las primeras de la mañana, antes del mediodía, pero no permitas que este apunte sobre el horario se convierta en excusa para no lanzarte. Si a esas horas te es imposible por trabajo o por el motivo que sea, cualquier hora es válida y los resultados pueden ser igual de extraordinarios.

Caminar entre árboles en el silencio del bosque puede resultar perturbador para muchos al principio. Los árboles, desde su poderosísima presencia, parecen estar observando

—acechando incluso—. Es tanta la concentración de energía que podemos malinterpretarla y ponernos en estado de alerta. Pero no debes temer nada. Esa sensación no es más que la fuerza de la vida: estás entrando en contacto con lo que nos une a todos y eso puede revolucionar tu comprensión de la vida misma.

Convierte ese paseo en una meditación; el estado mental en el que pasees condicionará la experiencia. Deja en casa a la persona robotizada que camina ciega plagada de pensamientos enmarañados. Aquieta la mente, no le permitas repasar lo que hiciste ayer —o lo que acabas de hacer— o planificar lo que harás mañana, mientras el momento presente, sin que te des cuenta, se diluye como un pellizco de sal. Con el mero hecho de pasear ya estarás absorbiendo la energía de los árboles, ya que todos y cada uno irradian un campo vibratorio, que varía en extensión e intensidad dependiendo de la especie y la situación. De manera que, sin darte cuenta, habrás penetrado en el radio de acción de alguno o algunos.

En su libro sobre *mindfulness*, *El hábito del aquí y ahora*, Hugh G. Byrne lo expone de manera muy clara:

> Imagina dos escenarios muy similares pero muy diferentes:
> Escenario 1: estás caminando por el bosque en un fresco día de principios de otoño. Ves la interacción entre la luz y la sombra mientras el sol brilla a través de las hojas que se

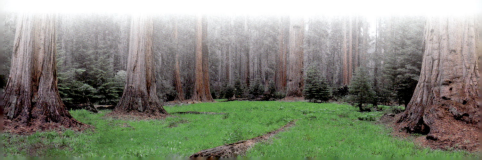

mecen con la brisa, y sientes el aire fresco en la cara. Sientes el peso de tu cuerpo sobre los pies mientras caminas por el sendero y los latidos de tu corazón cuando el camino se hace más empinado. Oyes el canto de los pájaros, el zumbido de los insectos y el ruido lejano de un camión. Los pensamientos de la vida diaria van y vienen, pero no te impiden disfrutar de tu paseo. Te sientes vivo y presente, abierto a tu experiencia y a la vida.

Escenario 2: estás caminando por el bosque en un fresco día de principios de otoño. Tu mente está atrapada en preocupaciones acerca de todo el trabajo que tienes que hacer y el miedo a que se te pase por alto algo importante. Tu mente recuerda un encuentro difícil que has tenido con tu jefe a principios de la semana y lo que esto podría significar para tu futuro. A este pensamiento le siguen pensamientos de preocupación sobre las malas notas que ha sacado tu hijo adolescente y sobre los amigos con los que ha estado saliendo. Compruebas tu teléfono para ver si ha aparecido algún mensaje importante en tu bandeja de entrada desde que empezaste tu paseo. Consumido por pensamientos de ansiedad, apenas eres consciente de tu entorno. Como un balancín, tu mente alterna entre cavilar sobre el pasado y preocuparse por el futuro. Si te detuvieras a prestar atención a lo que está pasando en tu cuerpo, podrías advertir que tus músculos están tensos, lo cual refleja tu estado mental.

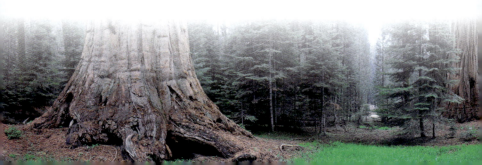

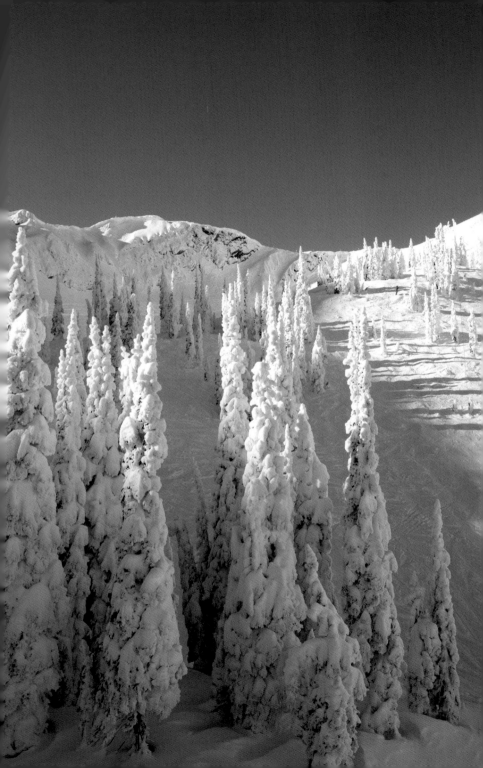

Para acceder al escenario 1, te ayudará seguir estos pasos:

1. Durante un rato deja que tu mente navegue de la manera habitual. No la reprimas, pero obsérvala. Escucha ese parloteo, registra qué direcciones toma, qué saltos da, en qué se detiene. Te perderás un tramo de bosque, pero es un buen punto de partida para percibir el paso progresivo al estado meditativo y saborear el viaje hacia la percepción profunda.
2. Presta atención a tu respiración. Hazte consciente de ella. Escúchala. Siente cómo el aire roza tus fosas nasales al salir y al entrar. Enseguida notarás cómo te va invadiendo la calma.

   Este segundo punto es primordial, ya que identificar tu pauta respiratoria habitual y modificarla (sanarla) conscientemente es condición imprescindible para abrirte correcta y completamente a toda la experiencia que sigue. ¿Dónde dirías que respiras? ¿En la garganta? ¿En el pecho? ¿En el diafragma?... ¿Llenas plenamente tus pulmones? ¿A medias? ¿Apenas? ¿A qué ritmo?... Aunque según camines vayas pausando la respiración, profundizándola, ordenándola..., archiva la información que has recopilado al observarla —luego será muy revelador cotejarla con tu pauta respiratoria tras la experiencia.
3. Una vez que hayas incorporado la respiración consciente, lleva la atención a tu caminar. Percibe tu equilibrio. Sé consciente del compás de tus pasos. Siente el terreno bajo tus pies.

Cuando escuches a tu mente, te darás cuenta de que, entre saltos temporales hacia delante y hacia atrás, aparecen continuas instrucciones y «deberías» («Debería haberme puesto las gafas de sol», «Voy a doblar a la derecha para evitar esas zarzas», «Con lo que llovió ayer se me van a poner perdidas las zapatillas...»). Límites, prohibiciones, estrecheces, «pócimas» que nos hacen menguar y nos alejan de la alegría de vivir, que consiste, precisamente, en liberarse de las limitaciones. Si te sorprendes a ti mismo cayendo en estos pensamientos mientras tratas de pasear en meditación, no te juzgues, no te reprendas; simplemente sonríe y devuelve la atención a tu entorno presente y a todas las sensaciones del momento. Hacer consciente la respiración justo en esos momentos —pero sin tensionarte— te ayudará a recuperar el presente.

De este modo, ignorando pautas y prohibiciones reflejas, irás hacia donde tus pies quieran llevarte. Es difícil describir con palabras la maravillosa sensación que te invadirá cuando descubras que has llegado a un lugar al que probablemente nunca te habrías acercado si le hubieras dejado el mando a tu mente y sus asistentes (tus viejos hábitos). Tu nuevo guía —que no es otro que tu yo superior— no te defraudará.

Pasear entre los árboles por puro placer también puede ser curativo a todos los niveles.

A nivel físico, te ayuda a reconectarte con tu cuerpo y a confiar en él. También, obviamente, a liberar tensión. Durante un paseo meditativo las sensaciones físicas pasan al plano consciente, estás presente en tu cuerpo y eres capaz de localizar los puntos de tensión. A veces la energía del bosque resulta tan revitalizadora que en su exploración puede que olvides los límites que te habías fijado a nivel corporal. Tus ideas preconcebidas sobre edad y movimiento se disuelven y te atreves incluso a escalar árboles o a saltar lúdicamente sobre troncos caídos.

A nivel emocional, te ayuda a desterrar miedos, tanto personales como arquetípicos, a anclarte en el momento presente y a traer de vuelta a tu niño interior. La profundidad del bosque es equivalente a la profundidad del inconsciente, donde los miedos crecen y se emponzoñan y muchas veces esos miedos arquetípicos salen a la superficie en los entornos más vírgenes. Sin embargo, al pasear de manera consciente, poniendo atención exclusiva en el aquí y ahora y dejando surgir la voz y la visión de nuestro niño interior, los miedos irán desapareciendo como una nube de vaho.

A nivel mental, te ayuda a ampliar el campo de la percepción (en los siguientes apartados hablaré de esto, centrándome en los cinco sentidos), a liberar tu mente de pensamientos verborreicos y superficiales y a dirigirla hacia la calma. Además, en el bosque, sin las distracciones habituales, te resultará más fácil advertir las trampas mentales fruto de tu sistema de creencias, y al hacerlas conscientes anularás su poder castrador.

A nivel espiritual, el bosque nos ofrece una conexión directa con la pura esencia de la vida, con aquello que trasciende nuestra pequeñez cotidiana y que nos abre a la dimensión espiritual. El bosque a través de sus árboles nos ofrece una mano amiga, pero también nos desafía a una búsqueda, la búsqueda de nuestro auténtico ser. Como ya dijo Victor Hugo, produce una enorme tristeza pensar que la naturaleza habla mientras el género humano no escucha.

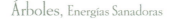
Árboles, Energías Sanadoras

1. Encuéntralo

Una vez que te hayas entregado plácidamente a tu intuición, te llegará la llamada. No se trata de una elección activa; sencillamente sabrás. En principio será una llamada estética, pero no te limites con un «es precioso», «es feo» o «qué maravilla». Sin etiquetas se abrirá un hermoso espacio interno no transitado.

No es necesario que te internes hasta lo más profundo del bosque; en realidad, los árboles que encontrarás en las zonas más accesibles —y por tanto más transitadas— están más habituados a las energías humanas. Incluso podrías encontrar tu árbol amigo en la vía urbana o en un parque infantil. Sin embargo, esas localizaciones no son las más idóneas para realizar el contacto y los ejercicios que requieren cierto tipo de energía ambiental además de máxima relajación, concentración y escucha. Los mejores son los árboles grandes, robustos (pero siempre a tu escala, nada que te resulte imponente y ajeno).

Es posible que tu yo superior te haya llevado ante un árbol que nunca habrías elegido conscientemente, pero en cuanto lo observes de forma abierta notarás una potente atracción. Como nosotros, cada árbol posee personalidad y vida propias; en la interacción sé abierto y respetuoso, no lo presiones ni lo manipules para que se adapte a tu idea preconcebida. Salúdalo en silencio desde el fondo de tu ser. Hazlo con amor, pero no fuerces la emoción «amor», si te estás dejando llevar, simplemente aparecerá. Limítate a saborearla y dejar que fluya hacia tu árbol. Luego rodéalo pausadamente hasta sentir por qué punto deberías aproximarte. Cuando lo sepas, acércate.

Toma asiento; puedes hacerlo de frente al tronco o bien apoyándote en él. De nuevo, sabrás cuál es tu opción para ese momento concreto y para ese árbol en particular.

Una aclaración de suma importancia antes de continuar: no busques en esta primera aproximación una experiencia trascendental. No esperes una suerte de fogonazo de iluminación emulando a Buda bajo el árbol bodhi. Como he dicho antes, esta experiencia es ajena a una búsqueda activa; todo lo que tenga que aparecer irá apareciendo. Basta con abrir nuestras «puertas y ventanas». Será un hallazgo gradual, hermosísimo y evidente, que ha de comenzar con unos primeros pasos, pasos leves, pasos meramente sensoriales. Es más que probable que te sientas desconcertado; en realidad, el desconcierto es parte del proceso: «¿Qué hago aquí?», «¿Qué se supone que debo sentir?», «La verdad es que no siento nada especial». La mente vuelve a deambular, a hacer asociaciones, vienen recuerdos, se despierta la imaginación... No te juzgues, ni generes expectativas; vuelve a la respiración y a través de ella retorna al momento presente. En esa tarea de regreso al presente, te ayudará mucho centrar tu atención en las sensaciones corporales. Las primeras que percibirás son meramente físicas, pero luego ascenderás en nivel perceptivo y sentirás algunas mucho más sutiles.

En estas primeras fases es imprescindible no perder el contacto con la realidad física, ya que aunque son fases que constituyen el portal hacia una percepción de la realidad mucho más profunda de la que jamás hayas experimentado, han de atravesarse de manera sencilla. Para ello puede ser de gran ayuda que durante este contacto utilices conscientemente los cinco sentidos.

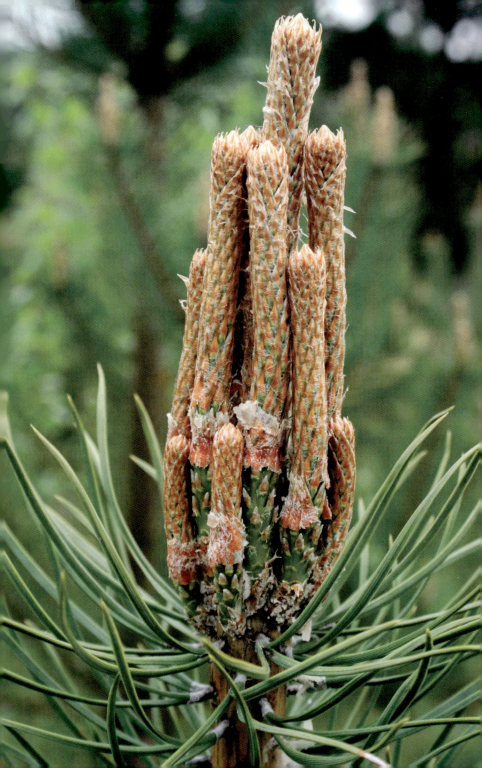

2. Obsérvalo

¿Qué me dirías si te informara de que en realidad no vemos las cosas? Está demostrado que dejamos de mirar cuando nuestra mente ha identificado el objeto, y lo identifica entre todas las imágenes que guardamos en nuestro «almacén» —imágenes que hemos ido acumulando a lo largo de años—. Podría decirse que vemos «en general» pero desatendemos los detalles y nos resulta difícil registrar aquello que diferencia el objeto observado del objeto archivado en nuestra mente. Actualmente el asunto empeora ya que vivimos «empantallados» y en esas pantallas la comunicación es esencialmente a base de imágenes, imágenes que pasan a toda velocidad y que apenas requieren concentración (todo entra a modo de *flash*). Y para colmo, ahora, todos cargamos con pantallas de bolsillo, e incluso caminamos con la vista clavada en ellas...

Te propongo un ejercicio para ir más allá de estos hábitos mentales limitadores y dejarte sorprender *por lo que no estabas viendo*.

Durante tu recorrido tómate un tiempo para sentarte relajadamente en algún punto del camino en el que haya bastantes árboles y que te resulte acogedor.

- Observa a tu alrededor en un barrido panorámico. Un barrido pausado, pero sin detenerte en detalles. Tu mirada no debe aferrarse, sino deslizarse.
- A continuación, observa primero los árboles que se encuentren más cercanos.
- Una vez que los hayas mirado con consciencia, pasa a los que ocupan el segundo plano en ese escenario que tienes frente a ti.

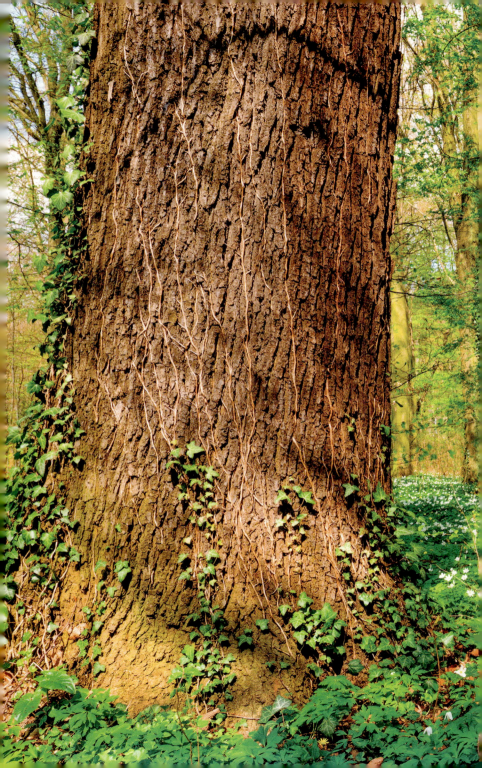

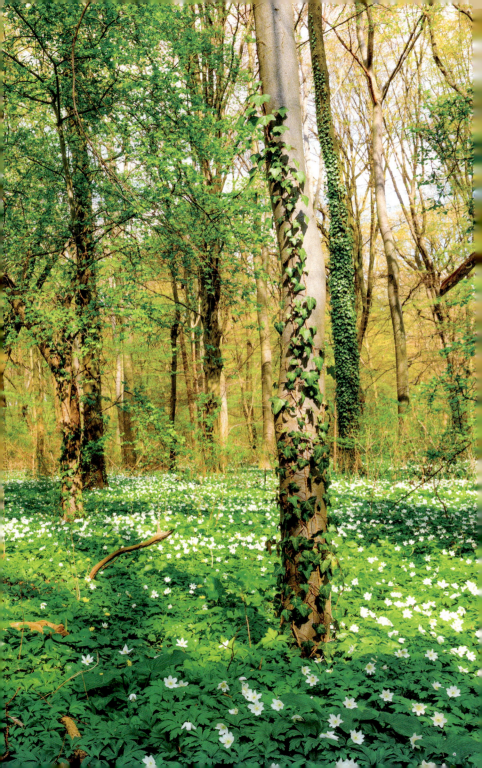

- Poco a poco ve yendo más allá, hacia los más lejanos, en los que jamás habrías reparado desde tu percepción habitual.
- No te fuerces, no se trata de ver lo más lejos posible, sino de VER, de ver realmente, sin que esa visión se limite a catalogar la imagen y buscar su «imagen maestra» en el almacén mental. Tienes que ir plano a plano, no de golpe de lo más cercano a lo más lejano saltándote planos intermedios; la expansión de la conciencia ha de ser como agua que se derrama poco a poco.
- La segunda parte del ejercicio consiste en centrar la visión consciente en lo más pequeño. De lo macro pasaremos a lo micro pero con el mismo nivel de atención y expansión de conciencia.
- Mira hacia la porción de terreno que tienes justo debajo; observa cada detalle, cada material, cada insecto diminuto, cada brizna, brote, grano, color...
- Déjate sorprender —ahí abajo hay todo un microuniverso desconocido— y deléitate como un niño.
- Cuando creas que ya no te queda nada por descubrir, toma una respiración profunda y vuelve a empezar.

Las sorpresas continuarán y tú sin darte cuenta habrás entrado en un estado de atención plena. En realidad este juego es una meditación.

3. Escúchalo

Aunque recién llegado de la ciudad te lo parezca, el bosque no es un lugar en absoluto silencioso. La diferencia entre

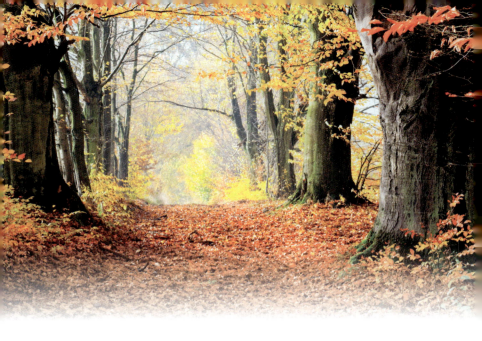

los sonidos que dejaste atrás y los que vas a conocer en esta búsqueda es que los primeros son invasivos, mientras que los sonidos del bosque solo penetrarán en ti si les abres la puerta con la escucha consciente. Ábrete de oídos y descubrirás infinidad de sonidos nuevos que van mucho más allá de los trinos de los pájaros, el rumor de la brisa al golpear hojas y ramas o el crujir de tus pasos. Obviamente esos serán los primeros que percibas a poco que te enfoques en una escucha consciente, pero no permitas que tus limitaciones mentales te engañen, escucha con total apertura y calma. Irán llegando. Algunos serán tan sutiles que te parecerán casi oníricos. No te conformes con escucharlos: síguelos, siente de dónde vienen y a dónde van; dónde nacen, dónde menguan, dónde mueren.

    Luego dirígete hacia algún árbol que te llame y aplica tu oído a su tronco. Déjate llevar. Juega como un niño, pero sin perder el sentido de la verdad. Lo que escucharás será real, inesperado, pero real. En los primeros contactos apenas escucharás nada; sin embargo, según vayas repitiendo la experiencia descubrirás sonidos asombrosos que penetrarán por tu oído y resonarán sutilmente por todo tu cuerpo. El sonido del árbol es parte de su vibración sanadora.

4. Tócalo

El tacto es un sentido hermosísimo cargado de connotaciones emocionales, fundamental para el placer y, por tanto, poderoso y evocador. Puertas fascinantes se abren con la llave del tacto. Lamentablemente, es el sentido más anulado en la vida cotidiana moderna; casi nunca somos conscientes de los mensajes que nos llegan a través del contacto cutáneo (exceptuando las situaciones relacionadas con el sexo o con la expresión de afecto, o momentos puntuales en algún contexto terapéutico como los masajes o la necesidad de palpar para un diagnóstico, por ejemplo).

El primer contacto con la llamada realidad exterior lo establecemos con el sentido de la vista: percibimos los objetos y situaciones visualmente y elaboramos una imagen mental. Mientras eso ocurre ponemos el sentido del tacto en «modo silencio» porque no lo necesitamos para interpretar lo que tenemos frente a nosotros. Así que si quieres activarlo cuando estés frente a tu árbol, lo primero que tienes que hacer es cerrar los ojos. A partir de ese momento se despertará la capacidad receptiva de tus manos. Y no solo eso, también la de la totalidad de tu cuerpo (tu pies sobre el terreno, el roce de la tela de tu ropa sobre la piel...). Observa a tu árbol a través de tus dedos y hazte consciente de las atípicas sensaciones que empezarán a brotar en tu interior.

5. Huélelo

Con el sentido del olfato ocurre lo mismo que con el del oído. Habitualmente solo percibimos los olores que se imponen por intensidad. Solo somos conscientes de los más penetrantes. Sin embargo, podemos dirigir y enfocar nuestra percepción y en nuestro recorrido salir al encuentro de unos olores más sutiles, aquellos que nuestras células nerviosas olfativas suelen ignorar.

La aromaterapia ha abierto todo un universo relacionado con el olfato. Desde la perspectiva que nos ofrece, los olores han cobrado una importancia y significado. De nuevo estamos hablando del mundo vibracional, porque los aromas también son vibración y algunos de ellos tienen un grado de vibración tan sutil que elevan nuestro nivel de conciencia. Los aromas adecuados nos armonizan, promueven estados de ánimo y pueden funcionar como auténticos bálsamos emocionales afectando directamente a nuestros cuerpos energéticos. Como ya expliqué en el apartado correspondiente, los cuerpos energéticos y el cuerpo físico actúan como vasos comunicantes, por eso la aromaterapia es un efectivo sistema de apoyo tanto para tratamientos holísticos como alopáticos.

Por otro lado, todos hemos experimentado alguna vez el tremendo poder evocador de los olores. El sentido del olfato nos lanza a una asociación directa y nítida entre el olor y la imagen, y de inmediato evocamos también sensaciones, emociones y estados. Aquello que percibimos a través del olfato recorre a velocidad supersónica el túnel que une nuestro cuerpo físico con nuestros cuerpos energéticos. ¿O no nos llegan hasta el alma los olores de la infancia: el olor a plastilina, o a muñeca nueva, el perfume de nuestra madre, la loción de nuestro padre, las flores de nuestro patio de juegos...? Y no es casual que una percepción olfativa pueda desencadenar todo un rosario de recuerdos casi olvidados, ya que el área del cerebro asociada con el olor es la misma que la de la memoria —por ello, uno de los síntomas tempranos de enfermedades cerebrales tales como alzhéimer, párkinson o esquizofrenia es la disminución o la distorsión del sentido del olfato:

A continuación te ofrezco una serie de consejos que te serán de gran ayuda para sacar el máximo provecho de tu recorrido por el bosque, en lo que se refiere al poderoso —y terapéutico— sentido del olfato:

1. No olisquees como un sabueso. Ese es el típico error del principiante y lo único que consigues es hiperventilar.
2. Respira con normalidad y calma, llevando la atención a cada inspiración y haciéndote consciente de los olores que percibes. No fuerces la percepción, simplemente sé testigo.

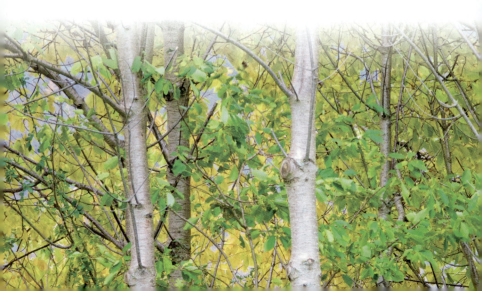

3. Cuando lleves varias inspiraciones (siempre a un ritmo calmo y desde la relajación), trata de identificar las cualidades de los olores que percibes (dulce, acre, floral, amaderado...). Si surge alguno que no puedas identificar, no lo pases por alto, incorpóralo, saboréalo. Quizás te atrape más que los olores que te son más familiares.

Ahora, en este estado, ya puedes enfocarte en tu árbol. Explora sus olores, el aroma de cada una de sus partes, incluso el de las hojas muertas que ya yacen sobre el suelo. Luego cambia el foco y trata de identificar, de nuevo, los olores ambientales.

El siguiente ejercicio es excelente para experimentar al máximo este viaje sensorial. Es además muy completo porque son varios los sentidos implicados, entrarían en juego el tacto, el oído y el olfato, todos ellos ejercitados a un nivel muy profundo ya que anularemos primero al sentido líder que tanta sombra les hace: la vista. ¿Cómo? Sencillamente

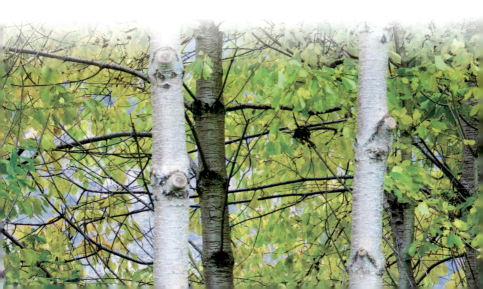

vendándonos los ojos y pidiendo ayuda a un lazarillo. Se realiza de la siguiente manera:

1. El lazarillo acompaña a través del bosque al ejecutante, quien, como he dicho, llevará los ojos cubiertos.
2. Se trata de un lazarillo atípico porque no guía; se limita a seguir al ejecutante evitando que se haga daño, pero es este el que decide en todo momento hacia dónde ir. Debe guiarse por su intuición y utilizar los sentidos del oído, el olfato y el tacto para guiarse y mantener el equilibrio.
3. El lazarillo no debe evitarle problemas; tan solo ha de intervenir ante un peligro real. Y la palabra únicamente será usada si no hay más remedio.

Este ejercicio es una experiencia tremendamente reveladora si se realiza con implicación y confianza. No solo te agudiza los sentidos más adormecidos por la vida moderna y te afina la consciencia de esos sentidos, sino que también te enseñará muchísimo —también al lazarillo— sobre la manera en que gestionas tus miedos y te mostrará hasta qué punto necesitas (o crees necesitar) mantener el control. Y te sorprenderás de tu propia capacidad intuitiva.

6. Saboréalo (sí, también puedes saborearlo)

De nuevo el tiempo como devorador de vida. De nuevo la prisa como enemiga del sentir: ¿cuándo comes, masticas y tragas o saboreas y te demoras placenteramente? Otro sentido atrofiado y devaluado. Otro sentido sin sentido en una sociedad en la que lo instantáneo ha sustituido al precioso instante.

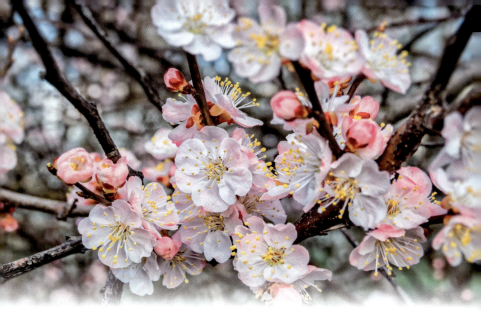

Hay muchas partes de tu árbol susceptibles de ser saboreadas (la hoja, la flor, los frutos, la savia...), pero, por supuesto, solo debes experimentarlo si estás completamente seguro de su inocuidad y, aun así, por prevención no debes tragar.

Mastica pausadamente y observa todo lo que ocurre en tu boca. No solo en lo que se refiere a sabor y textura, también aspectos funcionales como la salivación. En cuanto a los sabores, intenta profundizar en su percepción, no te limites a identificarlos, ve a los detalles: ¿en qué momento aparece cada sabor?, ¿cuál fue el primero que percibiste?, ¿se mantiene alguno desde el principio?, ¿qué sabor persiste y cuáles son más volátiles?... Lo normal es que según mastiques vayan apareciendo y desapareciendo sabores y también vayan disminuyendo y aumentando las intensidades. No te limites a lo que ocurre en tu boca, a lo que sucede con tu sentido del gusto: trae a la consciencia las reacciones de tu cuerpo a estos sabores y sensaciones (¿te calman?, ¿te causan desasosiego?, ¿sientes

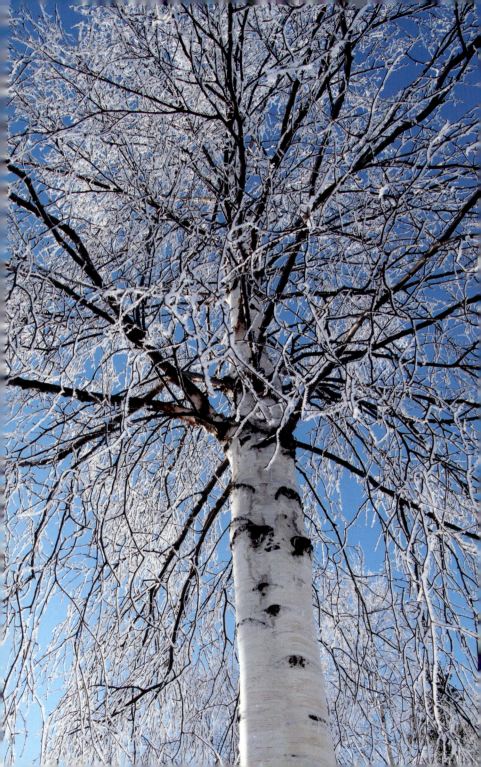

miedo, aprensión, placer, excitación...?). Una vez que lo hayas escupido, tómate un tiempo para reconocer qué sabores y sensaciones permanecen en tu boca y en todo tu cuerpo y para captar las nuevas que puedan presentarse. Sigue estas pautas con cada elemento que decidas saborear.

Después de todo este recorrido sensorial, percibirás a tu árbol de una manera completamente nueva, y los ejercicios te habrán dejado en un estado de apertura ideal para establecer un contacto consciente de ser a ser, de energía a energía. Mientras observabas a tu árbol, él te observaba a ti; mientras lo escuchabas, él te escuchaba, y él también te rozó. Así debes sentirlo y así debes plantearte la experiencia total.

Aunque nuestros sentidos nos han aportado mucha información y han contribuido a crear el estado idóneo para el ritual, hay otros aspectos más sutiles que solo podrás descubrir sintonizando con los ritmos internos del árbol y dejando fluir tus propios ritmos internos (como pueden ser la respiración y el movimiento).

Sigue los pasos que detallo a continuación:

1. Permanece muy cerca de él, respira profundamente y capta su energía. Te encuentras en el estado idóneo para sentirla y para entrar en comunión con él. No me refiero a sentirla desde el plano mental, tampoco desde el plano emocional; me refiero a una comunicación vibratoria entre él y tú. No te resistas y no la analices; simplemente siéntela.
2. Después de tomarte el tiempo que necesites durante el primer paso y manteniendo siempre una respiración

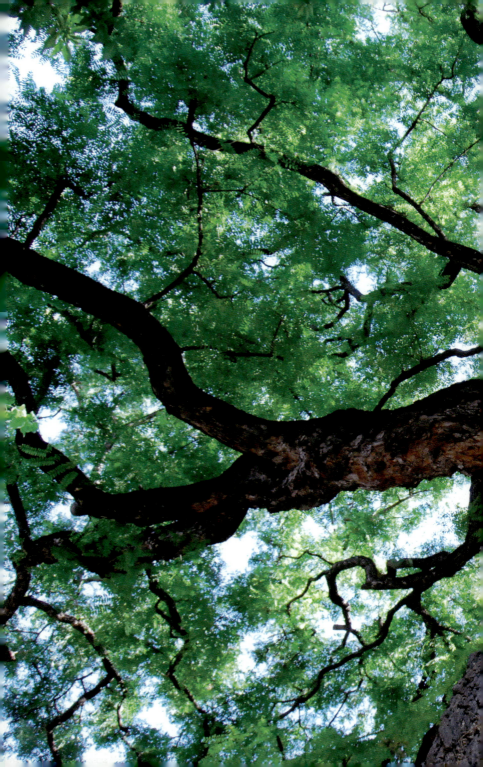

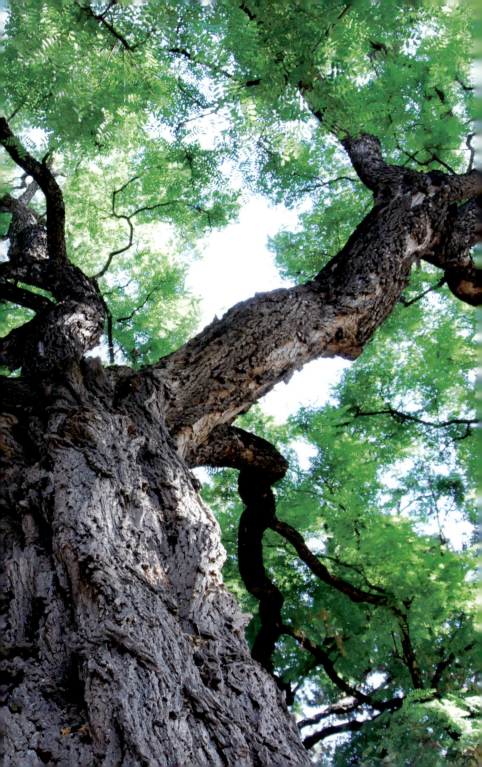

consciente y pausada, posa tus manos sobre el tronco y cierra los ojos. Notarás que su campo energético se abre como una flor. Ofrécele tu propia energía, acarícialo siguiendo la dirección de las grietas y fisuras, hazlo sin forzar, deja nacer las caricias. Las manos son una zona especialmente sensible a la emisión vibratoria; si nos enfocamos conscientemente, nuestras palmas captan con facilidad las entradas y salidas de energía. Ahora ha llegado el momento de que identifiques más específicamente la cualidad de esa energía que has captado y sigues sintiendo: ¿es amorosa?, ¿protectora?, ¿estimulante?... ¿Sientes una corriente armónica o, por el contrario, algo te perturba? ¿Es un árbol sabio? ¿Un árbol líder, poderoso? ¿O un árbol bondadoso y paternal? Cuando hayas identificado las cualidades de esa energía, decide si deseas abrirte a ella y absorberla.

3. Sí es así, vacíate de toda turbulencia, acalla el parloteo interno y contacta con tu propia energía amorosa, déjala que fluya y fluye con ella. Al tiempo que permite que la energía del árbol se haga más densa, se espese. Quizás notes que una delicada fuerza te atrae y sientas la necesidad de aproximarte más hasta el punto de que los dos campos energéticos se funden y se convierten en uno, como una crisálida de energía que os envuelve a ambos. Pero no lo esperes, no lo fuerces; si no llega esa sensación concreta, no importa, déjate llevar; como ya te dije, cada árbol es un individuo con personalidad propia. Desde ahí, preséntate en el sentido literal de la palabra, dile quién eres, dile

tu nombre y salúdalo. Crearás un espacio de comunicación energética, no verbal; todo ha de realizarse en el plano energético, desde una profunda conexión contigo mismo y con el entorno.
4. Cuando percibas y vivas con total confianza ese espacio de comunicación energética, empezarás a sentir cómo te llega su energía, cómo penetra en ti. Cómo te recarga. Y es una energía nueva, distinta de cualquier otra. Es como una savia invisible que te alivia y te sana.
5. Antes de que te separes, abrázalo, envuélvelo estrechamente con tu energía y tu amor, y agradece. Tómate el tiempo que necesites; la duración del abrazo solo puede depender de tu sentir. La sensación más habitual en esos momentos es de dicha radiante, y en esa unión te perderás tú y se perderá el tiempo. Hazlo siempre desde el silencio y no abraces solo con los brazos y el cuerpo; abraza también, y sobre todo, con tu corazón energético.

La despedida es un momento importante que hay que acometer con delicadeza. Es fundamental cuidar la respiración y los tiempos. Si se hace con brusquedad, si la mente vuelve a su estado habitual y a su parloteo, a la agenda, antes de la separación, la energía puede desequilibrarse en unos segundos. Vendría a ser como un agresivo jarro de agua fría para nuestros cuerpos energéticos. No sabotees la belleza de lo que has

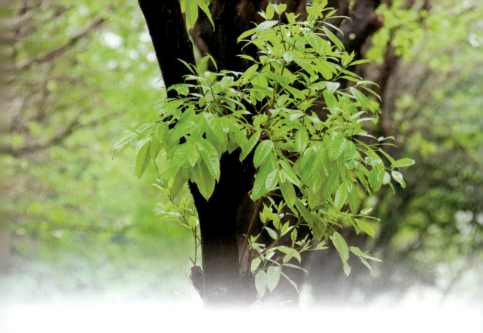

compartido; considera el campo energético de tu árbol como si fuera un templo sagrado, abandónalo con la gracia y reverencia que merece.

    El mismo ejercicio lo puedes hacer estableciendo el contacto con la espalda en lugar de con las manos (tu intuición te dictará cuál es tu opción). Basta con apoyarte en el tronco del árbol siguiendo las pautas que he detallado en los párrafos anteriores. El rito de comunión silenciosa es el mismo que se efectúa con las manos como vía, y la espalda es un excelente conductor vibratorio ya que el principal canal energético del cuerpo recorre la espina dorsal. Un alineamiento físico correcto es fundamental para los trabajos y actividades que requieren claridad mental y enfoque y para una vida armónica en general. Así como para la capacidad de terminar las tareas emprendidas y actuar siempre en plenitud de presencia. En el ámbito energético, la función de este alineamiento es asegurar una comunicación fluida entre las dos principales corrientes de energía: la que surge de la tierra y aquella cuya fuente es el universo. Una actúa en dirección ascendente y otra lo hace en dirección descendente. Los huesos bien alineados constituyen la antena perfecta que permite la circulación de ambas energías. Precisamente, una de las posiciones principales del Chi-kung se denomina «abrazar al árbol».

Este intercambio de energía (ya sea a través de las manos o a través de la espalda) no perjudicará al árbol, por muy negativamente cargados que acudamos a la *cita*. El árbol funciona como un transformador conectado —por una suerte de terminales nerviosas— a la tierra y una vez que estas energías llegan a ella, la Madre Tierra se encarga de transmutarlas y mantener al árbol a salvo. Así pues, los árboles no solo transforman el dióxido de carbono en oxígeno, sino que también transforman las fuerzas negativas en sana energía. Su capacidad transmutadora es muy poderosa ya que a través de sus raíces absorben la energía de la tierra, y gracias a su altura e inmovilidad absorben también las energías celestiales.

La elección del árbol puede ser eventual, aislada, si es que realizas paseos por diferentes entornos, o si en un mismo entorno sientes, según en qué momento, atracción hacia uno u otro árbol. Sin embargo, mi recomendación es que además de estos encuentros, no te pierdas la experiencia maravillosa de establecer un vínculo con un ejemplar en concreto, vínculo que se afiance a lo largo del tiempo, el equivalente —permíteme que bromee— a una *relación formal*. Si eliges un árbol al que tengas fácil acceso, puedes llegar a establecer una estrechísima relación con él, entrañable y muy sorprendente. Algunos me han comentado que han llegado a sentir claramente en estos encuentros sensaciones de auténtica cercanía; la alegría del árbol con la llegada, por ejemplo, o incluso —y esto es conmovedor— cuando las visitas se han distanciado más de lo habitual, han percibido con total certeza que el árbol los ha echado de menos.

Como hemos visto, la energía sutil es su lenguaje y al entrar en comunicación con nosotros se abren nuestros propios canales energéticos y ganamos en presencia y vitalidad. Hay otras posibles aproximaciones que sin necesidad de contacto físico pueden procurar una intensísima recarga de energía. Un ejemplo sería el ejercicio que permite dirigir la entrada de energía directamente a través de la coronilla. Realiza los pasos siguientes:

1. Sitúate frente al árbol con los brazos en la postura habitual de reposo. Conviene que no estés muy cerca; es mejor a una distancia de un metro.
2. Respira profundamente y concéntrate en la respiración tal y como harías para comenzar una meditación. Cuando hayas aquietado la mente y el cuerpo esté relajado pero presente, ábrete a sentir el campo vibratorio del árbol (su aura).
3. Cuando la sientas, recréate en la sensación de estar envuelto por esa energía que el árbol irradia.
4. Absórbela por la coronilla y siente cómo circula y te recorre en dirección descendente hasta llegar a los pies.
5. Permite —y siente— que la energía salga por las plantas de los pies. A través de las plantas de tus pies la energía

regresa a la tierra, y de allí retorna al árbol a través de sus raíces. Repite el mismo recorrido, un recorrido circular curativo y armonizador, una suerte de diálisis energética purificadora. Estamos ante un ejercicio que está indicado para practicantes con cierto bagaje, que perciben y manejan fácilmente las energías más sutiles.

Tu árbol se mueve

Que el árbol no se desplace no significa que no se mueva. Y no me refiero solo al movimiento de sus ramas a merced de la brisa y el viento, sino también a misteriosos movimientos sutiles desconocidos por la mayoría. Y cada árbol, como ocurre con cada uno de nosotros, tiene su modo particular de moverse.

En el encuentro con los árboles, en el encuentro con «tu» árbol, no te limites a reconocer, sentir y absorber su energía; explora también su movimiento. Después de todo, en cualquier amistad la intimidad crece poco a poco de la mano de los mutuos descubrimientos. A continuación te sugiero unos sencillos pasos para averiguar cómo se mueve tu árbol:

1. Frente a él, eleva la mirada y observa los movimientos de las hojas y las ramas.
2. Amplía poco a poco tu campo de visión hasta poder ver el árbol en su totalidad. Aléjate lo justo como para poder abarcar la imagen, no más.
3. Míralo con total atención y comenzarás a percibir cómo se mueve. Probablemente sientas un levísimo balanceo.

4. Contágiate poco a poco de ese balanceo y comienza a seguirlo como si fueras su espejo mientras vas acercándote al tronco.
5. Cuando tengas el balanceo totalmente incorporado y estés lo suficientemente cerca como para poder tocarlo, cierra los ojos.
6. Pon las manos sobre el tronco y siente que el movimiento que ya está en tu cuerpo también está en ellas. En cierto modo, es como si bailaras casi imperceptiblemente con el árbol. De hecho, he sido testigo de encuentros fascinantes, en los que de ese imperceptible baile en comunión ha nacido una auténtica danza alrededor del árbol. La energía ha fluido, el crítico interior ha enmudecido (no olvidemos que partimos de un estado meditativo) y el cuerpo se ha dejado llevar con total libertad alrededor del tronco dentro del campo energético que emana de él. Y lo más increíble es que de algún modo podía sentirse el regocijo del árbol ante esa danza, su participación. Normalmente sucede con personas acostumbradas a expresar con el cuerpo; bailarines, actores, practicantes habituales de biodanza... Y es un privilegio haber sido testigo.

¿Y AHORA QUÉ?

Desde el primer momento —desde el primer contacto— algo en ti habrá cambiado. Una puerta, que quizás ni siquiera sabías que existía, se habrá abierto. El mundo ya no será solo eso que está «ahí fuera», nada en él es externo a nosotros mismos. Todo lo que percibimos con nuestros sentidos —todo lo externo— afecta a nuestro estado interno y lo modifica (y viceversa, aunque eso sería un tema para otro libro, y hay excelentes autores mucho más acreditados que yo para escribirlo).

Observamos algo que es bello e inmediatamente esa visión nos lleva a un estado; y entonces ya no solo es algo bello, ahora se ha convertido en algo inspirador, o cautivador, o conmovedor... Hemos traspasado la mera percepción y hemos llegado a la consciencia. Gran parte de ese recorrido tiene lugar sin que nos demos cuenta, y no es privativo de la percepción visual: ocurre lo mismo con los demás sentidos. Lo que escuchamos y lo que olemos también reverbera en nuestro ser, hay aromas con un tremendísimo poder de evocación y en el terreno de los sonidos hay todavía mucho por descubrir (llaves tonales, portales que se abren al compás de sutilísimas frecuencias...).

Abrazar a un árbol, o sencillamente entrar en contacto de manera consciente con su energía, aliviará tus malestares, equilibrará tus estados de ánimo y te armonizará física, psíquica y espiritualmente. Pero no

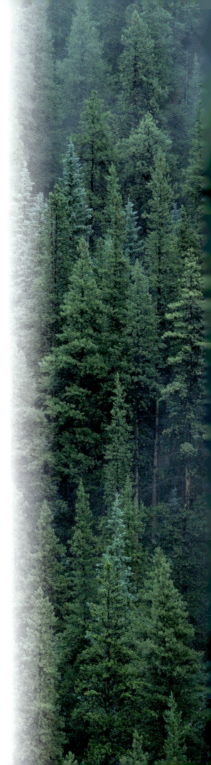

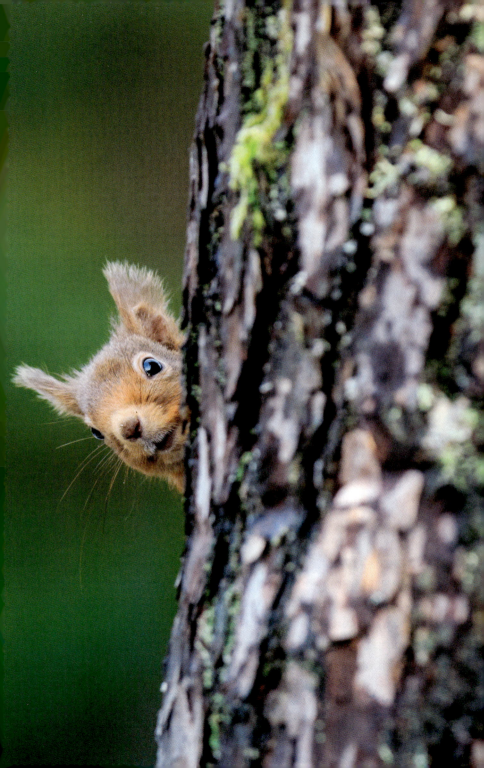

solo eso, el intercambio de energía también puede alterar temporalmente tus pautas habituales de pensamiento. Esto deja espacio a las nuevas ideas y a las nuevas perspectivas a la hora de encarar un problema y es probable que halles la inspiración que necesitas para resolverlo. Sea cual sea el estado que emerja del encuentro con el árbol, la experiencia siempre ampliará nuestro campo de consciencia. Miraremos el mundo y nuestras tribulaciones con ojos nuevos y nos conoceremos mejor gracias a la profunda resonancia que en nosotros han producido las cualidades del árbol.

En realidad, desde el mismo momento en que comienzas a pasear por el bosque conscientemente, en ese estado semimeditativo que he indicado en anteriores apartados, empezarás a percibir señales. Mensajes sorprendentes en forma de metáfora viviente que tu yo superior sabrá interpretar. Las situaciones con las que te topes, los objetos que encuentres en tu camino..., todo es susceptible de portar un significado. Esa maraña de cardos que bloquean tu camino puede indicarte que en la vida te estás obcecando en una dirección errónea y quizás no muy lejos, al alcance de tus ojos porfiados, haya otro camino despejado.

¿Cómo y por qué puede ayudarte la sabia energía arbórea ante una crisis o un problema concreto? Ya hemos visto cómo el intercambio, como mínimo, te relaja, y eso es fundamental para poder comenzar a afrontar una crisis. Si además elimina bloqueos y alimenta la autoestima, nos estará aportando herramientas efectivas para salir de la parálisis del pánico y, desde la confianza, buscar la salida. El encuentro también te ayuda a contactar con tu fuerza interna y a liberarte del pasado (sobre todo el encuentro con determinados árboles con determinadas cualidades, como expondré más adelante), que a menudo es el lastre que está provocando una y otra vez las mismas situaciones problemáticas. La única base sólida para el futuro es un pasado que haya sido aceptado e integrado. El bosque está lleno de imágenes y símbolos; ¿qué son los nuevos brotes sino una llamada que nos recuerda que la fuerza de vida no puede detenerse y que siempre existe el potencial para un nuevo comienzo? Según el doctor Edward Bach:

> A través de su alta vibración, determinadas flores, arbustos y árboles silvestres tienen el poder de aumentar nuestras vibraciones humanas y dejar expeditos nuestros canales a los mensajes de nuestro Yo Espiritual, impregnar nuestra personalidad con las virtudes que nos son necesarias, y de ese modo, lavar los defectos (de carácter) que causan nuestros males. Como la buena música y otras cosas grandiosas, capaces de inspirarnos, ellos están en condiciones de elevar nuestra personalidad y acercarnos más a nuestra alma. Así, nos brindan paz y nos liberan de nuestros padecimientos. No curan atacando directamente la enfermedad, sino invadiendo nuestro cuerpo con las bellas vibraciones de nuestro Yo Superior, ante cuya presencia la enfermedad se derrite como la nieve al sol. No hay una verdadera curación sin un cambio de orientación de la vida, sin paz en el alma y la sensación interior de felicidad.

V
El árbol y su identidad

Descubrir las cualidades del árbol como individuo es un proceso fascinante. La mayoría de estas cualidades responden a la especie a la que pertenece, ya que cada una conlleva una información genética específica que incluye el aspecto (tamaño, colorido...) así como los ritmos estacionales y la manera de dar flores, frutos y semillas (y a su vez las características de cada una de estas tres manifestaciones). Dentro de estas cualidades como especie, están también las cualidades energéticas que luego se matizarán de individuo a individuo. La personalidad del árbol se define en su energía, que vendría a ser el equivalente al carácter en el ser humano.

Por eso, al igual que cuando interactuamos con otros seres humanos, cuando entramos en el campo energético de un árbol nuestro propio campo energético reacciona. A medida que te sensibilizas a la presencia del árbol, irás sintonizando con su cualidad predominante, que a su vez te hará tomar consciencia de esa cualidad en ti. Si, por ejemplo, estoy de pie al lado de un abedul, que, entre otras, encarna la cualidad de la aceptación, iré sintiendo, de manera gradual, esa cualidad de aceptación en mi propio sistema. Entonces tendré dos opciones: confiar y hacerme permeable o bien tensarme y resistirme. Tomar una opción u otra no solo depende de nuestro estado de apertura, también pesan circunstancias cristalizadas, a menudo inconscientes, con respecto a esa cualidad. Sin embargo, poco a poco, encuentro a encuentro, finalmente el árbol ayudará notablemente en nuestro proceso de sanación.

CÓMO INTUIR LAS CUALIDADES DE UN ÁRBOL EN PARTICULAR

Aunque a continuación expondré las cualidades principales de cinco árboles emblemáticos, lo cierto es que no se puede decir que la clasificación responda a cánones cerrados. Hay mucho de intuición y mucho derivado de mi propia experiencia y cada día descubro nuevas cualidades y modifico antiguas creencias al respecto. Por eso, es importante que cuentes con tu propio sistema para detectarlas y clasificarlas, y que este sea un sistema abierto y flexible. Te daré algunas pautas:

1. Cuando te halles en presencia del árbol elegido, enseguida vendrán a tu mente numerosas palabras descriptivas directamente relacionadas con sensaciones (delicadeza, poder, majestad, fuerza...). Ahí tienes las primeras pistas.
2. Pasa a observarlo con más detenimiento. La textura de su tronco, la forma de sus ramas, sus hojas, la distribución del follaje... Vendrán más palabras a tu mente. Tu estado interno estará relacionado con esas ideas que han ido apareciendo.

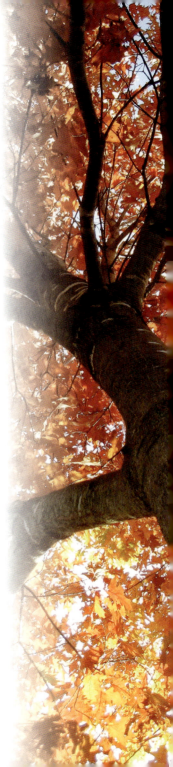

3. Hazte consciente de cómo te encuentras en su compañía. Si se tratara de una persona, ¿estarías a gusto?, ¿te inspiraría confianza?, ¿simpatía?, ¿respeto?
4. Tras seguir los pasos anteriores llegará a tu consciencia la idea de una cualidad predominante. Esta emergerá por sí sola.

Ahora bien, esto no quiere decir que tus conclusiones coincidan con las de otros, aunque se trate del mismo árbol, porque la realidad de ese momento —el momento que tú has vivido— es producto del encuentro de dos campos energéticos específicos. Es más, ni siquiera quiere decir que siempre que interactúes con ese mismo árbol, percibirás las mismas cualidades. En cada encuentro serás una versión distinta de ti mismo dependiendo del estado en el que te halles en ese momento. No habrá dos encuentros iguales

A continuación expongo las cualidades de cinco especies de árboles. Las he elegido, a modo de ejemplo, porque se localizan en muchos lugares y porque son tradicionalmente emblemáticas. No solo en cuanto a curación energética, también en cuanto a naturopatía y fitoterapia. Vuelvo a aclarar que estas cualidades que señalo no son ciencia exacta, inamovible. Mi intuición y mi propia experiencia no tienen que ser extrapolables a la tuya. Sí es cierto, sin embargo, que en lo referente a los cinco árboles elegidos —abedul, nogal, haya, pino y abeto— las coincidencias entre mi experiencia personal y otras experiencias es evidente, además de coincidir con lo recogido en textos y tradiciones de diversos orígenes. No obstante, no dejes que lo que aquí expongo te limite; tómalo como orientación, pero no olvides que tu ser interior tiene mucho que decir al respecto.

Lo más importante es que las características cualitativas de cada especie —tal y como cada uno las experimenta al fundir sendos campos energéticos— nos permiten acceder a esas características en nosotros mismos. De manera que los efectos curativos de los árboles no se limitan a nuestras sensaciones físicas, sino que también influyen en nuestro estado de ánimo.

Cada uno de los cinco árboles elegidos posee cualidades individuales, y trabajando con sus energías puedes liberar los bloqueos que pueda haber en tus cuerpos energéticos y contactar limpiamente con tu yo superior. Muchas de esas cualidades pueden ya vislumbrarse a partir de los rasgos físicos del árbol —como ya comenté que ocurría en el asombroso sistema floral del doctor Bach— y también a partir de su hábitat habitual y su comportamiento social (del que también he hablado).

No todas las especies arbóreas poseen cualidades relevantes para el ser humano; sin embargo, algunas de ellas pueden tener una influencia potente sobre nuestra salud emocional.

EL ABEDUL

El abedul es un árbol de elegancia sencilla, vestido de una fina corteza plateada. Sus esbeltas ramas y sus hojas finamente recortadas se elevan y se agrupan en armoniosas proporciones, conformando un follaje liviano y aéreo. Su delicado aspecto contrasta con su extraordinaria fortaleza y su capacidad de resiliencia. No solo es capaz de prosperar en circunstancias ambientales adversas, también es conocido por ser una de las primeras especies en volver a crecer espontáneamente después de un desastre natural, como un terremoto o una erupción volcánica (incluso tras un accidente nuclear). El abedul es como una de esas mujeres dulces y melancólicas que en momentos críticos sorprende a todos por su coraje y fortaleza.

Es un árbol casi universal y son numerosas las culturas que lo tienen muy presente en los ámbitos de la religión, la mitología, la medicina o las tradiciones. La mayoría de ellas lo consideran como el árbol ahuyentador de energías malignas y calamidades. Por ese motivo se colocan ramilletes con sus ramas y hojas en las cunas de los recién nacidos. Desde Gales hasta la India, el abedul es un árbol querido y considerado benéfico, no solo como protector y purificador sino también como aliado del amor y la fecundidad.

Este rol protector y purificador, en los planos psicológico y espiritual, se manifiesta en energías de limpieza y renovación. Este es el árbol indicado para superar sentimientos de baja vibración relacionados con la incapacidad de soltar y dejar ir. Es el caso, por citar algunos ejemplos, del rencor, de la autocompasión, de la rigidez y de la incapacidad para desprenderse de hábitos nocivos, sentimientos que podrían considerarse caras de un mismo poliedro. Frente a estos estados limitadores y autodestructivos, el abedul funciona como «cicatrizante», su energía es la energía de la reconciliación. No solo con los demás; su influencia también nos ayuda a firmar la paz con nosotros mismos. La vibración del abedul nos ofrece un espacio de paz, un espacio armónico que afecta directamente a las relaciones.

Su energía es asimismo balsámica; el abedul posee la cualidad de la delicadeza y a través de ella alivia el dolor emocional (desde pequeños disgustos hasta la herida profunda producida por la pérdida de un ser querido o por una separación) y el dolor físico (especialmente el causado por la acumulación de tensión en el estómago, la mandíbula o los hombros). No es casual que su uso a nivel orgánico esté especialmente indicado sobre todo para dolencias que requieren un tratamiento depurativo ya que muchas de estas dolencias están directamente relacionadas con alguna de las emociones que he señalado anteriormente.

Su vibración es eminentemente femenina. En nuestra estresante vida urbanita nos vemos obligados a priorizar las energías masculinas tales como la voluntad, la acción, la competitividad... sobre las energías femeninas más delicadas e intuitivas. La vibración del abedul nos ayuda a recuperar el vínculo entre ambas energías y a diluir el conflicto interno que puede surgir cuando se disocian estos dos aspectos inherentes a todos nosotros.

Sentarse bajo un abedul es entrar en una atmósfera de paz, una atmósfera que nos invita a soltar las cargas y a aceptar los obsequios que la vida nos ofrece. Pero para soltar las cargas es preciso reconocerlas y eso, a veces, no es nada fácil. Sobre todo cuando son emocionales y subyacentes. El delicado abedul nos ayuda a reconocer dichos problemas y a afrontarlos con una nueva actitud.

A un nivel más profundo, el abedul puede ser un valioso aliado en nuestra lucha contra el ego. Sus energías son las más indicadas para domesticar a este temible enemigo, doblegarlo y dar así espacio a nuestro yo superior.

Efecto sobre los chakras
- Ajna (tercer ojo): mesura a la hora de evaluar y afrontar un problema.
- Vishuddha (garganta): verbalizar serenamente los sentimientos.
- Anahata (corazón): sanar heridas; benevolencia y tolerancia hacia uno mismo y hacia los demás
- Manipura (plexo solar): aquietar las emociones desproporcionadas.
- Svadhisthana (sacro): paz interior.

EL NOGAL

El nogal es un árbol individualista que rara vez crece en grupos. Sus ritmos son muy particulares, con una secuencia sutil diferente a la mayoría de sus congéneres. Se diría que rehúye cualquier compañía, incluso desprende un olor bastante desagradable que mantiene alejados a insectos, pájaros y otras plantas. No en vano el nogal, en la terapia floral del doctor

Bach, es considerado una esencia de protección frente a las influencias externas. Además, su fruto, la nuez, semeja una reproducción en miniatura del cerebro humano, órgano que precisamente marca nuestra individualidad, y gracias al cual disfrutamos de autonomía.

> **PALABRAS CLAVE:** aceptación, reconciliación, delicadeza, cambios, luto

Si buscas una buena sombra para descansar, será mejor que encamines tus cansados pasos hacia otro árbol; la energía que emite el nogal es tan tremendamente estimulante que te impedirá cualquier nivel de reposo. Sin embargo, dicha energía estimulante te aportará seguridad en ti mismo y capacidad de iniciativa. El nogal nos alienta a desarrollar la autonomía de criterio y a asumir la consiguiente responsabilidad. También desarrolla la sensibilidad y la apertura a nuevos horizontes sin dejar que influencias ajenas nos desvíen del camino.

Si consigues conectar con sus energías esenciales, descubrirás la maravillosa sensación de libertad interna que sigue inevitablemente a la autoaceptación y la autoconfiaza. Bajo sus ramas podrás vislumbrar el yo superior que habita en ti.

Es un árbol directamente relacionado con el ámbito laboral ya que sus energías también nos ayudan a trascender la visión deprimente y reduccionista del trabajo como mero medio de vida, —un medio a menudo alienante e insatisfactorio, pero aceptado con resignación ya que cubre las necesidades más básicas—. Pues bien, la fuerza y lucidez del nogal nos amplía esa visión, como si nuestra «cámara» dispusiera de un objetivo gran angular y nos permitiera ver nuestro trabajo como algo mucho más significativo y trascendente, como un valioso vehículo de autoexpresión. Es por eso por lo que ante la insatisfacción laboral, o ante el sufrimiento provocado por un trabajo que nos hace infelices y anula nuestra esencia, la energía del nogal, lúcido e individualista, puede ser de gran ayuda. No solo para detectar y aceptar la situación sino también, y esto es mucho más relevante, para tomar decisiones, a veces drásticas, sin dejarnos influenciar por las opiniones, generalmente cautas, del entorno. Aunque también es cierto que la solución normalmente no está en abandonar un empleo, sino en modificar una actitud. En todo caso, el nogal libera la energía idónea para afrontar cualquier cambio que sea necesario.

En cuanto a los sentimientos, tener autonomía significa reconocer nuestros auténticos sentimientos, no disfrazarlos, no distorsionarlos ni manipularlos. Implica una coherencia entre el sentir y el actuar, así como una independencia de criterio.

En las relaciones, las energías del nogal nos ayudan a relacionarnos desde nuestro yo superior. Nos devuelven al mundo real, nos sacan de los agotadores bucles mentales, nos liberan de los hábitos de pensamiento rumiante que nublan nuestra capacidad de decisión y nuestro discernimiento.

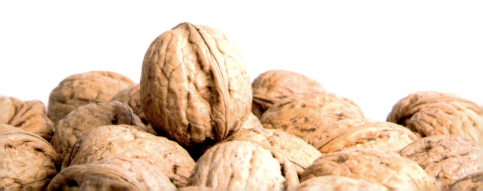

Efecto sobre los chakras
- Ajna (tercer ojo): discernir entre lo real y lo ilusorio.
- Vishuddha (garganta): coraje para expresar tus elecciones.
- Anahata (corazón): amar sanamente.
- Manipura (plexo solar): asumir y manejar los propios sentimientos (los sentimientos independientes de los demás).
- Svadhisthana (sacro): revelar tu auténtico ser.

EL HAYA

Árbol imponente y majestuoso. Su tronco, que crece recto y limpio y se prolonga en una copa muy poblada, puede alcanzar una altura superior a los cuarenta metros. Su aspecto vigoroso y robusto transmite una acusada seguridad y, sin embargo, este árbol se apoya y crece sobre raíces poco profundas, como si no necesitase la ayuda de «nadie» para mantenerse enhiesto. Es un árbol protector, un vigía fiel e incansable que impide que a su sombra crezcan los invasores. En los hayedos raramente prosperan la maleza y las malas hierbas. El haya es porfiada y segura, de ahí que su madera sea pesada y difícil de trabajar. Nunca permite intrusiones de la maleza ni de parásitos: su seguridad en sí misma mantiene alejados a los posibles invasores.

> **PALABRAS CLAVE:** renacimiento, renovación, lucidez, autonomía

Sus energías nos ayudan a combatir y anular el miedo en todos sus aspectos. A menudo, los temores no son sino actitudes internas. El miedo, cuando no es una respuesta refleja de supervivencia ante un auténtico peligro, es producto de un proceso mental y tiene mil caras, desde la timidez hasta la agresividad, pasando por todas las manifestaciones fóbicas de la intolerancia. Incluso la inflexibilidad y el dogmatismo son formas de miedo aunque se disfracen de contundencia.

El hombre moderno vive en un estado permanente de temor. Un estado que se ha cronificado de tal modo que lo consideramos normal y ni siquiera lo asociamos con el miedo —miedo a la enfermedad, a la ruina, al desempleo, a la crítica, al fracaso, al abandono, a la muerte…—. Vivimos preocupados por nuestros seres queridos y preocupados por la posibilidad de «perder» sea lo que sea. Y ese miedo conlleva infinidad de problemas fisiológicos e incluso puede derivar en enfermedades graves.

Las energías serenas y seguras del haya nos ayudan a calmar la mente —la factoría donde nacen los miedos—, liberándonos de esos venenos paralizantes y dejando espacio para el desarrollo de las cualidades atrofiadas por el temor.

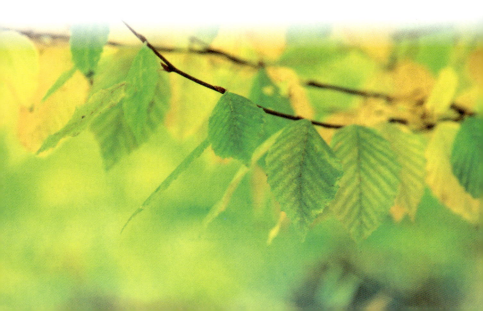

Efecto sobre los chakras

- Ajna (tercer ojo): pensamiento claro y sereno.
- Vishuda (garganta): expresarse con plena confianza.
- Anahata (corazón): recuperar la confianza en el amor y sentirse dispuesto a amar.
- Manipura (plexo solar): no dejarse llevar por el miedo.
- Svadhisthana (sacro): conectar con el poder interior y recuperar la fe en la vida.

EL PINO

La poesía y la pintura chinas antiguas están llenas de profunda veneración hacia los pinos, «los árboles inmortales». De ellos emana pura energía *chi*, alimentan el espíritu, fortalecen el sistema nervioso, y contribuyen a la longevidad.

Existen más de cien variedades de pino; no obstante, todas ellas comparten las características que más nos interesan en este contexto. Son árboles estoicos y austeros que pueden

> **PALABRAS CLAVE:** confianza, serenidad, coraje

vivir con casi nada. Prosperan sin dificultad en terrenos pobres, a veces incluso les basta un mínimo de tierra junto a una fría roca. Sin embargo, en cuanto a la luz, se podría decir que el pino es un privilegiado. La luz parece adorarlo y no es raro ver cómo, mientras el follaje de los árboles vecinos va oscureciendo al caer la tarde, él sigue recogiendo la luz y su corteza pardo-rojiza continúa reflejándola hasta que el último rayo ha desaparecido. Otra curiosidad es que el pino se autofertiliza ya que posee tanto flores masculinas como femeninas, así que estamos ante un árbol padre-madre, dador de vida y protector.

Son de sobra conocidas las propiedades descongestionantes de su penetrante perfume; su familiar aroma despeja las vías respiratorias. Y esta propiedad tiene su aplicación en el plano espiritual. Vivimos encorsetados, asfixiados por unos límites autoimpuestos. Y esa versión limitada de nosotros mismos se ahoga sepultada por emociones negativas. El pino ayuda a ensanchar los pulmones del alma para que entre en ellos la vida misma. Su energía revitaliza nuestra luz interna, capaz de pulverizar esos límites que en definitiva son ilusorios. Cuando se hace la luz, las amenazadoras sombras desaparecen. El pino nos ayuda a ver la luz en cualquier situación que desde nuestras limitaciones se nos antoje oscura y desesperada.

Pero no son solo estos límites los que nos mantienen desconectados de la vida. En la era tecnológica el ser humano se

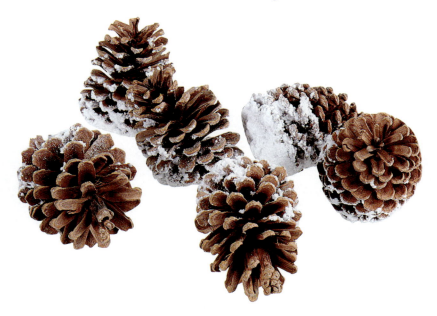

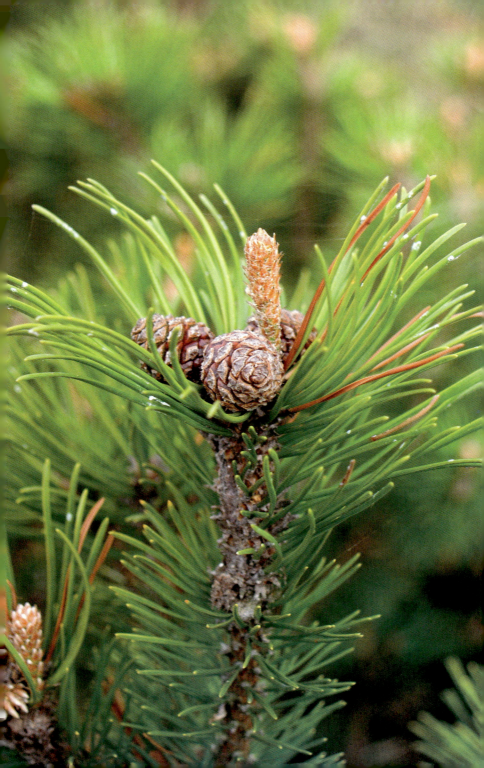

está alejando de lo auténtico y está optando por vivir «empantallado». Nuestra época es una época compleja cuyas consecuencias desconocemos. Desde nuestras sillas, el enemigo ego va afianzando su poder; en las redes sociales categorizamos radicalmente situaciones, objetos, personas. Permanecemos el día en el plano mental, acribillados por ráfagas de imágenes y por textos cortos que olvidamos antes de que haya finalizado la polémica que provocan. La energía del pino nos recuerda que el flujo de la fuerza vital no puede ser detenido aunque los males de la modernidad la mantengan bloqueada y restringida.

Nuestra desconexión con la vida afecta a nuestros cuerpos energéticos y pueden aparecer síntomas fisiológicos como la depresión, la fatiga, la debilidad... El contacto con la vibración del pino nos reconecta con la existencia, renueva nuestra energía y nos ayuda a recobrar la vitalidad y la luz interior.

Efecto sobre los chakras
- Ajna (tercer ojo): las ideas se aclaran.
- Anahata (corazón): celebrar la alegría de vivir.
- Manipura (plexo solar): desdramatizar, depurar la energía emocional.
- Svadhisthana (sacro): alimentarse de la fuente, llenarse de vitalidad existencial.

EL ABETO

El ramaje del abeto crece simétricamente alrededor de un único tronco, que se eleva esbelto y erguido y que puede alcanzar los sesenta metros. Su limpia verticalidad facilita la fluidez de energía, que en el caso del abeto es notable, y lo convierte en el vínculo perfecto entre lo elevado y lo terrenal, entre lo espiritual y lo material. Precisamente por su altura y por sus agujas siempre verdes, se le asocia simbólicamente con la espiritualidad y la vida eterna. Es esta cualidad de fluidez la que lo convierte en el aliado idóneo contra los bloqueos de todo tipo. Al acercarnos al abeto y confiar en su abrazo se aflojan las ataduras y podemos soltar —dejar ir— aquello que nos daña o nos paraliza.

> **Palabras clave:** luz, vitalidad, desbloqueo

Así pues, de modo parecido al pino (al fin y al cabo son parientes cercanos), el abeto despeja los pulmones, literal y metafóricamente. Los bloqueos se reflejan de forma orgánica en la respiración: una respiración entrecortada e irregular indica ansiedad, perturbación, sufrimiento; una respiración que, traspasando los límites de lo espontáneo, resulta forzadamente ordenada refleja necesidad de control, egolatría y miedo a dejarse llevar, y si respiras únicamente con la parte superior del pecho, puede ser que estés demasiado anclado en el plano mental. En este sentido, las energías del abeto trabajan simultáneamente a dos niveles: por un lado, facilitan la respiración y por otro, al liberar los bloqueos, facilitan el flujo energético en los cuerpos sutiles. Al actuar en uno actúan en el otro, ya que sentimientos y respiración funcionan como vasos comunicantes. Así pues, al ordenar la respiración las emociones desbordadas se tornan manejables.

Otros síntomas físicos asociados a bloqueos energéticos pueden ser la sensación de piernas pesadas y el tránsito intestinal lento. El abeto favorece cualquier flujo tanto en el cuerpo físico como en los cuerpos sutiles.

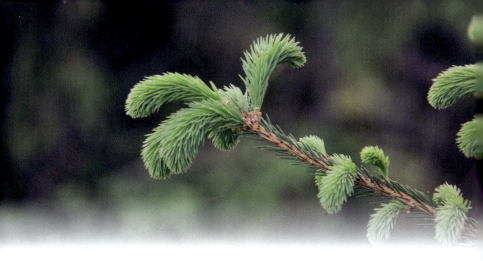

Efecto sobre los chakras

- Ajna (tercer ojo): abrir la puerta de acceso a los planos más elevados del ser.
- Vishudda (garganta): fluir con la existencia de manera natural y placentera.
- Anahata (corazón): destilar amor en cada acto cotidiano.
- Manipura (plexo solar): no reprimir los sentimientos, desbloquear emociones.
- Svadhisthana (sacro): sentir la conexión álmica con la fuente de la vida.

> **PALABRAS CLAVE:** fluidez, espiritualidad

Aunque estos son mis cinco magníficos o, por lo menos, mis cinco más familiares, la lista es interminable y apasionante. Te invito a que realices la tuya propia como colofón a la investigación personal que seguro ya has emprendido.

¡Y ojo!, los árboles son tremendamente adictivos.

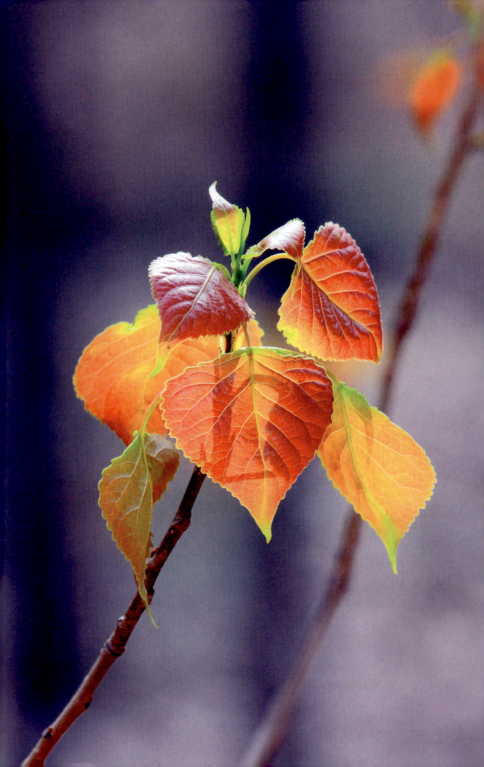

Una breve reflexión personal

Creo firmemente que la humanidad está a las puertas de un nuevo paradigma, a un paso de la elevación global de la consciencia. Ya se perciben multitud de luces iridiscentes a lo largo del planeta. Granos de arena cargados de energía creadora y amorosa que están infiltrándose poco a poco en la inmensa montaña de basura en la que hemos convertido nuestras sociedades. Y las semillas de este milagro paulatino están germinando dentro de cada uno de nosotros y, como no puede ser de otra manera, florecerán en comunión con todas las criaturas de la naturaleza. Criaturas inocentes y beatíficas que llevan milenios regalándonos generosamente sus energías y su sabiduría.

Tal y como Einstein formuló, hay una única sustancia universal, y todo, y todos, estamos formados de dicha sustancia. Las diferencias son cuestión de vibración. Como es dentro es fuera y como es arriba es abajo. Los árboles se aferran a la tierra y se elevan majestuosos hacia los cielos, y la sangre circula desde la raíz del corazón para elevarse en las ramas/

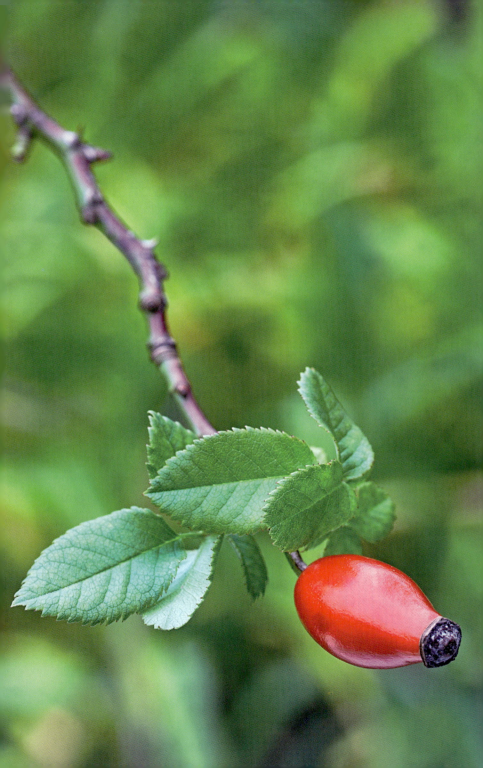

arterias y en las ramificaciones/venas, así como los bronquios se ramifican en alvéolos. Es inevitable pensar en un árbol cuando se observan las reproducciones gráficas esquemáticas de estos sistemas orgánicos. Al igual que es inevitable pensar en galaxias cuando se observa el iris humano con una lente de aumento.

Cuando comprendamos la verdad profunda que se esconde tras la belleza fractal, quizás podamos entender que somos seres interdependientes y que esa interdependencia no es otra cosa que el Amor.

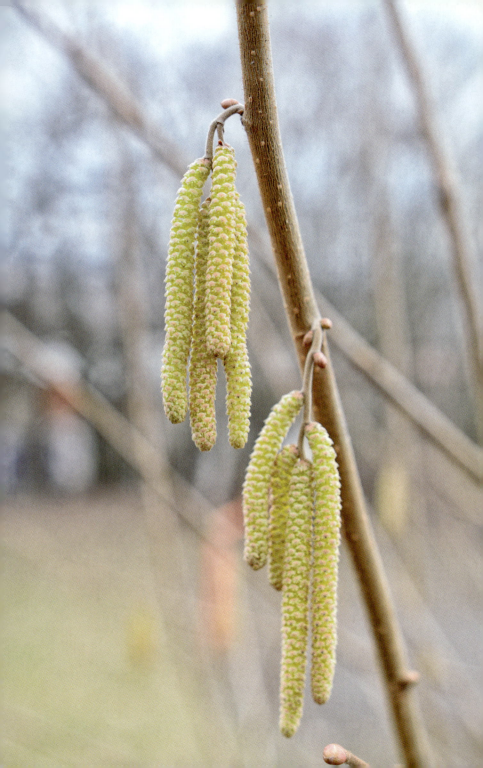

Índice

Introducción	9
I. El ser humano y la naturaleza	13
Naturaleza e historia	13
La reconciliación	24
II. Los árboles en la tradición, la mitología y la religión	29
Tótems: Árboles sagrados, Árboles simbólicos	29
Las tres visiones arquetípicas de los árboles	36
Tradiciones relacionadas con los árboles	45
III. La sanación vibracional	49
IV. La energía sanadora de los árboles	53
Los cuerpos energéticos	56
Aproximándonos al árbol sanador	59
¿Y ahora qué?	92
V. El árbol y su identidad	97
Cómo intuir las cualidades de un árbol en particular	98
El abedul	101
El nogal	103
El haya	106
El pino	108
El abeto	111
Una breve reflexión personal	115

DISCARD - WEEDED

**Madison County
Library System
Madison Public Library**